습관이 건강을 만든다

암을 이겨낸 220명의 건강 비법

습관이 건강을 만든다

윤영호 지음

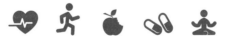

예문아카이브

건강을 지켜낸 사람들의 지혜를 말하다

나는 항상 전철을 고집한다. 건강을 위한 나만의 원칙이자 습관이다. 강남에서 혜화동까지 전철을 타고 매일 출근하는 일이 쉽다고 할 수는 없지만, 수도권에서 서울로 출근하는 여느 직장인들에 비할 바는 못 된다. 전철역까지 걸어서 이동하고 계단을 오르내리는 일은 단순한 출근길을 운동과 병행할 수 있게 만들어준다.

　지난 봄 어느 월요일 아침이었다. 대학도 일반 회사처럼 월요일은 전체회의가 있다. 평소보다 늦은 나는 만원전철을 불사하고 출근 중이었다. 그런데 회의시간이 한 시간 늦춰졌다는 문자가 왔다. 우선은 지각할 걱정이 없어져서 안도감이 들었다. 다음 역에서 내려 가까운 의자에서 잠시 쉬었다. 혼잡한 객차에서 내리자 긴장이 풀렸지만 이내 알 수 없는 초조함이 찾아왔다. 회의가 밀리면 다음 일정들이 차례로 밀릴 것이다.

그 즈음 나는 의과대학 부학장으로서 교수들의 연구를 지원하는 역할과 의사로서의 책임, 후배들의 연구에 대한 조언, 내가 이끌고 있는 몇 개의 연구 프로젝트 등으로 그야말로 눈코 뜰 새 없이 바쁜 날들을 보내고 있었다.

그런 때에 갑자기 찾아온 한 시간이라는 공백은 내가 지금 하고 있는 일들을 잠시 되돌아보라고 요구하고 있었다. 가만히 앉아 있는 내 앞으로 사람들은 바쁘게 지나쳐 갔다.

바쁜 삶이 놓치고 있던 것

나는 대한민국에서 '죽음'에 대해 가장 많이 이야기하는 의사였다. 전공의 시절부터 말기암 환자들에게 관심을 가지면서 자연스럽게 죽음에 대해 깊이 파고들었다. 이후 25년 가까운 시간을 우리나라 사람들의 '죽음의 질'을 높이려고 부단히 노력했다. 관련 연구와 논문을 계속 진행하고 발표하면서 일반 시민에게도 이를 환기시키기 위해 몇 권의 단행본을 출간하기도 했다.

자전적인 이야기를 묶은 《나는 죽음을 이야기하는 의사입니다》를 통해 사람들에게 '죽음의 의미'를 찾아볼 수 있기를 기대했으며, 《나는 한국에서 죽기 싫다》에서는 사회적인 문제들을 짚어내어 체계와 인식의 변화를 촉구했다. 2015년 3월, 1만 3,473명의 발기인으로 한국호스피스국민본부를 출범시키고, 그 뜻을 모아 국민들의 웰다잉을 위한 법제정을 촉구하고자 수십 번 국회를 찾아가기도 했다. 이러한 노력들이 어느 정도 결실을 맺어 이제는 우리나라도 어느 정도의 웰다잉이 가능해지는 사회로 변하고 있다.

내가 생명을 살리는 의사임에도 불구하고 죽음에 주목했던 이유는 "죽음이 삶과 연결돼 있다"는 믿음 때문이다. 철학적으로 보자면 "죽음은 아무것도 아니다"고 할 수 있다. 삶이 끝났다는 것을 나타내는 말일 뿐이다. 그러나 '죽음의 질'이라는 말 속에는 '삶의 질'이라는 의미가 포함돼 있다. 의학적으로 사망선고가 내려지기 전까지는 '삶'이고, 그 삶의 마지막 한순간까지도 '좋은 삶'을 누릴 권리가 누구에게나 있기 때문이다.

문득 깨달았다. 내가 그동안 정신없이 바쁘게 살아온 것은 사람들이 '건강한 삶'을 살아가도록 돕기 위해서였다. 그동안 죽음을 이야기해왔던 것도 삶의 의미와 가치를 이야기하기 위해서였다. 어쩌면 이제는 직접적이고 실질적으로 '건강'을 이야기해야 하는 것은 아닐까? 하루하루 바쁘게 사는 사람들은 많은 것들을 놓치거나 포기하면서 산다. 가족, 친구, 관계, 자존감 등. 그런데 건강은 어떨까?

건강이 없으면 아무것도 갖지 못한다는 것은 삼척동자도 안다. 바쁘다는 핑계로 모른 척하기에는 건강을 잃었을 때 받게 되는 대가가 너무나 크다. 그런 생각이 꼬리를 물자, 바쁘다는 핑계로 미뤄왔던 일이 떠올랐다.

얼마 후, 나는 학내에서의 일을 다 내려놓고 작은 연구실로 자리를 옮겼다. 그리고 미뤄왔던 숙제를 시작하기로 마음먹었다.

누구나 병원에 오지만
모두가 웃을 수 있는 것은 아니다

내가 의사가 된 1990년만 하더라도 '암'은 불치의 병이었다. 암은 곧 죽음을 의미했다. 암이라는 사실을 알리는 것은 의사로서의 본분임에도 환자에게 사형선고를 내리는 것과 같아서 늘 어렵고 두려웠다. 중앙암등록본부 자료에 따르면 1993년 전체 암 환자 가운데 5년 생존율은 41.7퍼센트였다. 남성은 32.5퍼센트, 여성은 53.7퍼센트였다. 특히 췌장암(8.2퍼센트), 간암(11.0퍼센트), 폐암(11.4퍼센트)은 생존율이 더욱 낮아 10명 중 9명이 5년 내 사망했다.

그래서 암 연구자로서 처음 쓴 논문이 "암이라는 사실을 환자에게 알릴 것인가?"에 관한 내용이었다. 40명의 암 환자를 인터뷰해서 썼다. 그전까지는 환자가 수술을 받고 항암 치료를 해도 암이라는 병명을 제대로 모른 채 "위궤양이 심하다"거나 "폐가 나빠서"라는 말을 들어야 했다.

최근에는 치료 기술이 좋아져서 전체 암 가운데 5년 생존율이 70.3퍼센트로 높아졌으며, 남성은 62.2퍼센트, 여성은 78.2퍼센트로 암 환자 10명 중 7명이 완치되고 있다. 치명적인 몇몇 암을 제외하고는 암이 완치되는 시대가 도래한 것이다.

이제는 암에 걸린 사람 누구나 자신의 병명을 제대로 알고 있으며, 치료율이 높기 때문에 마음의 부담을 덜고 적극적으로 치료받고 있다. 한때는 완치된 환자를 '암 생존자'라고 부르기도 했으나, 이제는 '암 경험자'라고 부른다. 암은 위험하지만 조기에 발견되면 완치될 수 있으며, 나이가 들면 죽기 전에 한번쯤 암을 경험하기 때문에, 재난이나 전쟁에서 살아남은 생존자에게 쓰는 용어를 환자에게 적용하지 말자는 전문가들의 의견이 반영된 것이다.

그러나 모든 치료가 다 끝나도 암 경험자들은 늘 재발에 대한 두려움을 안고 있다. 같이 치료를 받거나 외래를 다니다가 알게 된 환자들이 하나둘 암이 재발해 다시 치료받는 것을 보게 되기 때문이다. 혹여 그중에 세상을 떠난 사람이 생기기라도 하면 두려움은 말할 수 없이 커진다. 한 번이라도 암을 치료하고 나면 정기적으로 재발 여부를 검사하는데, 결과를 듣기 위해 찾아오는 외래환자들은 경직된 얼굴로 문을 연다. 병원에 오기 전에 얼마나 많은 걱정을 했을까? 잠 못 이룬 얼굴로 내게 결과를 묻는다.

"검사상 이상 없습니다."

나도 이 말을 하는 순간이 더없이 기쁘다. 환자가 건강을 위해 엄청나게 노력했고 그에 합당한 결과를 얻은 것이기 때문이다. 내 말을 들은 사람의 얼굴에 비로소 환한 미소가 피어난다.

암을 겪고도 오랫동안, 이상 없이 살아온
220명에게서 얻은 '건강을 지켜낸 10가지 지혜'

대학병원은 수많은 암환자들이 매일 입원하고 퇴원한다. 이 중에서 완치된 지 5년 이상된 경험자 4,000여 명을 대상으로 편지를 보내 건강과 삶의 질에 관한 서면조사를 시행했다. 특히, 그전보다 더 건강해진 환자들에게는 "어떻게 해서 암을 이겨내고 건강을 되찾았는지" 알려 달라고 요청했다. 그중 220여 명에게서 답장이 왔다. 신기하게도 그분들이 보내준 답장은 함께 썼나 싶을 정도로 내용이 비슷했다. 그 내용들을 간추려보니 10가지로 정리할 수 있었다.

1. 긍정적인 마음 갖기

2. 적극적인 삶 살기

3. 규칙적으로 운동하기

4. 건강한 음식 바르게 먹기

5. 금연과 절주하기

6. 정기적으로 건강검진받기

7. 과로는 금물! 나에게 맞는 생활하기

8. 사랑하는 사람들과 함께하기

9. 사람들에게 마음 베풀기

10. 종교 생활하기

이후 나는 모든 치료가 끝나고 CT, MRI, PET, 초음파, 혈액으로 검사하는 종양표지자 등 '검사상 이상이 없는 상태' 이후에 암 재발을 막고 생존율을 높일 수 있는 연구에 박차를 가했다. 그러면서 임상실험 결과와 의료 전문가들이 권장하는 건강 지침들을 정리하기 시작했다. 그 결과 놀라운 사실을 발견했다. 암 경험자들이 알려준 10가지 지혜와 과학적 근거가 일치한 것이다.

2003년부터 유방암 경험자 1,933명과 자궁경부암 경험자 860명, 위암 경험자 391명, 폐암 경험자 830명을 대상으로 성별과 연령 등 인구 의학적 조사를 실시했으며, 암 종류와 병기(病期), 추적검사 이상 여부, 동반 질환 등 질병의 특성과 함께 '건강과 삶의 질'에 대해 연구했다.

이 연구를 통해 암 경험자들의 건강과 삶의 질에 영향을 미치는 심각한 문제들을 파악하고, 개인과 사회가 할 수 있는 대책을 제시했다. 이 결과는 보건복지부 추진 '제2기 암정복추진계획'인 '암정복 2015'에도 반영됐다.

나는 여기에 멈추지 않고 2011년까지 약 8년 동안 생존 분석을 실시해 '검사상 이상이 없는 상태'의 "암 경험자들의 습관과 삶의 질이 5년 이상의 생존율에 영향을 미친다"는 것을 입증했다. 마침내 국제적인 의학학회의 인정을 받아 국제학술지에 발표됐다. 암 경험자들의 지혜가 우리의 건강을 지켜내는 훌륭한 지침이 될 수 있다는 것을 과학적·의학적으로 다시 한번 공인받은 것이다.

　세계보건기구(WHO)는 '건강'을 "질병이나 병약한 상태를 넘어 신체적·정신적·사회적으로 안녕한 상태에 있는 것"이라고 정의했다. 최근에는 영적인 안녕도 포함돼야 한다는 주장이 인정받고 있다. 이를 '전인적 건강(Holistic health)'이라고 한다. 암 경험자들에게서 얻은 10가지 지혜도 이 정의에 따라 4가지 분야로 구분할 수 있다.

　암 경험자들의 지혜는 신체적·정신적·사회적·영적 건강이라는 4가지 분야를 모두 아우르고 있었다. 세계보건기구에서 권장하는 전인적 건강에 이상적으로 부합하는 모델이라 할 수 있는 것이다.

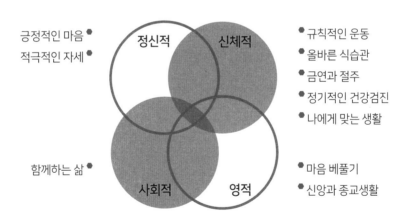

모두가 알고 있는,

그러나 제대로 실천하지 않는 것들

왜 암 경험자들이 알려주는 건강 비법에 주목하는가?

그것은 삶의 끝을 경험한 사람만이 들려줄 수 있는 특별한 지혜이기 때문이다. 암이 곧 죽음을 의미하는 시대는 아니지만, 암에 걸렸다는 것은 죽음을 생각해보게 만드는 경험이다. 자신의 삶을 되돌아보고 앞으로 어떻게 살아갈 것인지 고뇌하게 만드는 계기다. 한 번 건강을 잃은 사람이 건강을 되찾는 일은 건강한 사람이 그것을 지키는 일보다 갑절의 갑절은 힘든 일이다. 건강을 되찾기 위해 엄청난 인내를 가지고 피나는 노력을 했을 그들이야말로 '건강 전문가'다.

암 발생 초기에는 조기 진단이 무엇보다 중요하고, 암 종류와 진행 단계에 따라 치료하는 것이 결정적이다. 치료가 끝난 다음에는 정기적인 검사를 통해 재발 여부를 빨리 확인하는 것이 중요하다. 이때의 검사들은 의료진에 의존하는 것들이 대부분이다. 하지만 건강을 회복하기 위해서는 전문 의술과 병행돼야 할 것이 있다. 바로 암을 이기는 '건강습관'이다.

나는 이 책을 만들기 위해 지난 자료들을 수없이 점검했다. 27년 동안 발표한 논문들을 살펴보니 유독 인터뷰가 첨부되거나 바탕이 된 논문들이 많았다. 환자들의 실제적인 목소리를 듣고 싶었던 바람이 은연중에 반영된 것이리라 생각한다. 물론 진료실에서 하루에도 수십

명의 환자들과 이야기를 나누지만, 진료실 밖에서 듣는 목소리는 또 다른 절실함과 솔직함이 있다. 지금까지 상담하고 인터뷰했던 셀 수 없이 많은 사람들을 떠올려보니 그들은 늘 비슷한 말을 하고 있었다. '건강습관'을 만들어야 한다는 것이다.

그런데 내 머리에 강하게 충격을 주는 사실이 하나 떠올랐다. '건강을 지켜낸 10가지 지혜'가 특별하지 않다는 것이다. 내가 철저히 검증하고 국제적인 인정을 받은 '건강습관'이 조금만 관심을 기울이면 알 수 있었던 평범한 진리였던 것이다. 앞에 언급한 10가지는 어쩌면 누구나 한번은 들어봤을 만한 내용들이다. 의사들이 하는 잔소리에 한 두 가지 이상은 있었을 것이다.

그러나 이 이야기에 관심을 가진 사람은 그다지 많지 않았을 것이다. 그렇다. 소중한 것은 곁에 있었다. 파랑새를 찾아 길고 긴 여행을 마치고 돌아와 보니 "파랑새는 집에 있었다"는 이야기처럼, 건강을 지켜낼 수 있는 지혜는 특별한 곳에 있지 않았다.

이후 내가 하는 여러 연구에서나 서울대병원 외래에서 적용하고 있는 프로그램의 바탕이 되는 것이 바로 암 경험자들에게서 얻은 '건강을 지켜낸 10가지 지혜'다. 이 지혜가 말하는 '건강습관'을 온전히 익힌다면 암 경험자나 암 진단 환자의 재발 가능성이 떨어지고 생존율은 높아질 것이다. 비단 몸이 아픈 사람이 아니라도 건강습관을 적극적으로 실천한다면 암 발병은 물론이고, 기타 질병의 위협으로부터 벗어날 수 있을 것이다.

  긍정적인 생각과 함께 좋은 습관을 몸에 익히면 스스로의 힘으로
건강과 삶의 질을 관리할 수 있게 된다. 이 책에는 기적의 치료법이나
효과를 100퍼센트 보장하는 재활법, 쉽게 건강해질 수 있는 특별한
비법 같은 것은 실려 있지 않다. 다만 건강해지는 평범한 지혜가 있을
뿐이다. 그러나 그것은 가장 절실하고 가장 건강하지 않았던 사람들
의 경험에서 우러나온 간곡한 조언이다. 아픈 사람은 건강해지기 위
해, 건강한 사람은 건강을 지키기 위해 이 조언들을 귀담아들어야 할
것이다.

큰 병을 앓고 난 후에는 재발할지 모른다는 불안과 두려움을 느끼고 우울증을 겪기도 한다. 부정적인 감정의 인질이 되기 쉬운 것이다. 특히 암 경험자들은 힘든 치료를 마쳤더라도 수술로 인한 외적인 변화에 비참함을 느끼고 급격한 자신감 저하를 겪기도 한다.

따라서 치료 회복기에는 신체 관리뿐만 아니라 정서 관리 또한 매우 중요하다. 부정적인 감정은 무시하거나 숨기려고 할수록 더 강해진다. 마음을 다스리기 위해서는 지금 느끼는 감정을 그대로 받아들이고 솔직하게 표현하는 것이 효과적이다.

지금 이 순간
가장 행복하라

•● 긍정적인 마음 ●•

66

찬물을 마실 때마다
수술한 왼쪽 가슴이 시리고 아픈 통증이 있었습니다.
그래서 주문을 걸듯이
매일 나에게 이야기했습니다.
"어제의 나는 암 환자였지만 오늘은 아니야!"
우울한 마음을 털어버리면 몸도 가벼워지고
오늘을 살아갈 힘이 생깁니다.

_50세, 성미숙 씨

99

내 삶의 불청객,
스트레스 제대로 알기

우리는 "삶 자체가 스트레스"라는 우스갯소리를 할 정도로 수많은 스트레스에 노출돼 있다. 그중에서도 몸이 아픈 사람은 건강한 사람보다 스트레스가 많을 수밖에 없는데, 특히 암은 듣는 것만으로도 공포와 두려움을 갖게 한다. 암을 겪은 사람은 진단받을 때부터 완치 판정을 받은 후에도 크고 작은 스트레스와 불안에 시달린다.

대부분의 환자가 무사히 치료를 마치고도 수술로 인한 외적인 변화나 재발에 대한 걱정 등으로 질병으로부터 홀로서기를 어려워하고 있다. 그래서 건강의 개념을 신체에 국한하지 않고, 마음으로 확대하는 인식의 전환이 필요하다. 건강해지기 위해서는 아픈 몸을 다루듯이 마음을 구석구석 살피며 관리해야 한다.

사람들은 스트레스를 외부 환경이나 자극 때문에 일어나는 반응이라고 생각하는 경향이 있다. 하지만 "스트레스를 받는다"는 말에서 알 수 있듯이 스트레스는 외부 환경과 자극을 받아들이는 '나의 반응'이 더 크게 작용한다. 스트레스는 크게 '외적 스트레스'와 그에 대한 '내적 스트레스'로 이뤄져 있는데, 외적 스트레스는 우리 힘으로 바꿀 수 없지만 이를 해석하고 받아들이는 내적 스트레스는 각자의 노력에 따라 얼마든지 바꿀 수 있다. 그래서 스트레스 뒤에는 '관리'라는 말이 뒤따른다.

따라서 건강한 삶을 위한 첫 번째 습관은 외부 환경이나 자극을 대하는 우리의 마음가짐과 태도를 바꿔 스트레스를 관리하는 일이다.

스트레스는 우울, 슬픔, 불안, 좌절, 분노 등의 감정이나 정서적 경험뿐 아니라 몸의 이상으로도 나타난다. 대표적으로 혈압·맥박 증가, 근육 긴장에 따른 통증, 배변 문제, 복통, 소화 장애, 호흡 곤란 등의 생리적인 증상과 기억력 감퇴, 주의력·집중력 장애 등 인지적인 증상으로 드러난다. 성욕 감퇴나 월경불순 같은 생식기능의 불균형, 과식이나 폭식, 음주, 불면증, 신경질적인 행동으로도 표출된다.

특히 스트레스는 암을 예방하는 건강습관들을 망가뜨리는 가장 큰 요인일 뿐 아니라 암 환자와 경험자에게 더 큰 영향을 미친다. 스트레스가 지속되고 쌓이게 되면 부정적인 생각과 판단을 하게 될 가능성이 높다. 암이 재발될 것이라는 걱정, 현재 상황이 나아지지 않을 것

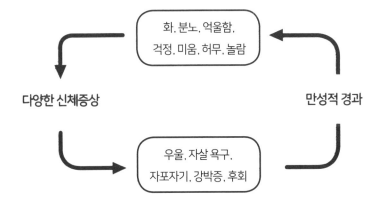

이라는 절망과 우울 등이 건강 회복과 사회 복귀를 방해한다.

부정적인 생각은 계속해서 부정적 생각을 불러오고, 뫼비우스의 띠처럼 끝없이 순환한다. 자기 파괴적인 행동을 넘어 주변 사람들에게까지 해로운 영향을 미치게 될 수 있다. 이는 곧 삶 전체를 부정적인 방향으로 몰고간다는 것을 의미한다.

그럼에도 희망적인 것은 암 진단을 받은 경험자 중 절반 이상이 새로운 변화에 성공적으로 적응했다는 사실이다. '성공적인 적응'이란 질병이 가정이나 직장에서의 역할이나 삶의 질서를 침범하는 것을 최소화하고, 감정적인 반응들을 조절하며 절망감이나 열등감, 죄책감 등을 이겨내는 것을 말한다. 단적으로 우리에게 친절히 답장을 보내준 암 완치 환자 220명의 경우만 봐도 이는 분명한 사실이며 실현 가능한 목표다.

우리 몸과 마음에 나타나는 부정적인 증상들이 스트레스의 영향이라고 밝혔지만, 모든 스트레스가 해롭다고 말할 수는 없다. 좋은 스트레스는 동기를 부여해서 모든 일에 에너지를 주고 능률을 높이는 등 오히려 우리 삶에 긍정적인 영향을 주고 있다.

스트레스는 습관에 따라 조절이 가능하다. 나쁜 스트레스를 좋은 스트레스로 바꿀 수 있고, 스트레스가 인체에 미치는 영향을 최소화할 수도 있다. 스트레스를 등산으로 바꿔 생각해보자. 어떻게 마음먹느냐에 따라 등산이 '노동'이 될 수도 있고, '운동'이 될 수도 있다. 이처럼 스트레스가 있을 때 '생각의 힘'을 활용하려는 자세가 중요하다. 지금의 어려운 상황을 내 의지대로 관리할 수 있음을 믿고 대처하고자 다짐하는 것이다.

힘든 시간을 이겨내며 그려보았던 미래의 내 모습이나 삶을 다시 한번 떠올려보자. 이대로 살아도 충분히 실현 가능한가? 발목을 잡고 있는 가장 큰 문제는 무엇인가?

감정을 이해하면
몸이 편안해진다

몸과 마음은 하나로 연결돼 있어서 몸이 아프면 마음도 아프다. 몸이 혹사당하고 있으면 마음에게 신호를 보내 '쉬어야 하는 시간'임을 알려준다. 그래서 우울하거나 불안하고 기분이 나빠지면 원인이 무엇인지 총체적으로 살펴봐야 한다. 부정적인 생각이 원인이라면 생각의 방향을 바꿔야 하고, 질병이나 통증 때문이라면 적절한 관리와 치료를 해줘야 한다.

암 경험자들은 암이라는 커다란 문제에 직면한 순간부터 부정적인 감정의 인질이 될 가능성이 높다. 몸이 아프기 때문에 마음도 약해지고 주변의 작은 말과 행동에도 쉽게 상처받는 상태가 된다. 그중에서도 가장 많이 나타나는 감정이 불안, 두려움, 슬픔과 우울함, 분노,

죄책감, 외로움이다. 이러한 감정의 실체를 알아보자. 마음속 갈등을 현명하게 대처할 수 있는 시작이 될 것이다.

● 불안

아무리 밝고 활발한 사람이라도 암 진단을 받으면 불안감을 느낄 수밖에 없다. 평온하던 하늘에 갑자기 먹구름이 끼고 먼 곳에서부터 태풍의 기운이 느껴진다면 불안해하지 않을 사람이 없을 것이다. 또한 치료 과정 중에 나타나는 통증과 약물 부작용도 불안의 씨앗을 키우는 요인이 된다. 평상시에도 불안감을 자주 느꼈던 사람이라면 더 강하게 나타날 수 있고, 사람마다 나타나는 증상은 다양하다.

일반적으로 심장박동이 빨라지고 매사에 긴장감이 생긴다. 그래서 땀을 많이 흘리거나 신경질적으로 반응하기도 하고 숨 쉬는 것도 힘들어진다. 또 목이나 몸에 이물질이 있는 것 같은 불편함을 느끼고 사소한 일에도 공포심을 갖는다.

● 두려움

암에 걸리면 통증에 대한 두려움에서부터 치료 부작용, 달라진 모습, 죽음, 가족, 재정적인 부담, 일 등 다양한 변화가 무섭게 다가온다. 두려움을 의지만으로 조절한다는 것은 무척 어려운 일이다. 하지만 앞으로 어떤 일이 벌어질지 알게 된다면 두려움이 반으로 감소될 수 있다.

암 환자라면 담당의에게 앞으로의 치료 계획과 암의 진행 과정, 그에 따른 대처에 대해 자세하게 질문하고, 수술을 마친 암 경험자라면 건강 회복을 위해 생활에서 할 수 있는 방법을 아는 것이 두려움을 이기는 힘이 될 것이다. 두려움은 자신뿐 아니라 같은 과정에 있는 사람들도 겪는 자연스러운 현상이기 때문에 도움을 요청하는 일을 어려워할 필요가 없다.

🌰 슬픔과 우울

고통의 시간이 끝났다고 생각했는데 주기적으로 검진과 치료를 받아야 하는 남은 과정이나 암 치료 후 삶에 변화가 생겼다는 사실을 체감한 순간 자신의 삶에 회의감을 느끼게 된다. 이때 자신의 감정들을 있는 그대로 표출하는 편이 건강에 좋다고 말하는 사람도 있고, 반대로 어떤 상황에서도 긍정적인 방향을 떠올리는 것이 도움이 된다고 말하는 사람도 있다. 어느 상황이든 포기하지 않고 자신의 목표와 계획을 이루기 위해 주도적인 노력을 하고 있다는 점은 같다.

우울은 슬픔이 지속될 때 생긴다. 일시적인 우울은 정상이지만 2주일 이상 지속된다면 반드시 의사와 상담하기를 권한다. 심해지면 기분이나 무력감을 넘어 또 다른 질병으로 이어질 수 있다.

🍃 분노

분노는 분하고 화가 나서 성을 내거나 좌절할 때 나타나는 감정이다. 암 경험자들도 때때로 "도대체 왜 나만 이래야 해?", "내가 뭘 그렇게 잘못했다고 이런 시련을 준 걸까?" 하며 화를 참지 못할 때가 있다. 처음에는 자신에게만 머물러 있던 생각이 발전해서 암 자체에 대해 화가 날 수도 있고, 의사나 가족, 사랑하는 사람에게로 확대될 수도 있다. 믿고 있던 종교나 신앙에도 화가 치밀어오를 때가 있다.

이는 자연스러운 현상이지만 분노가 지속되면 습관이 되고 주변 사람들과의 관계가 불편해지거나 사회생활에 어려움을 줄 수 있다. 왜 화가 나는지 이유를 찾아야 한다. 화는 내보이기 힘든 감정들, 즉 공포, 두려움, 좌절, 걱정, 절망감 때문에 생길 수 있다. 화의 근원을 찾는 것이 쉬운 일은 아니지만, 자신이 아니면 해결할 수 없는 문제다.

화가 났을 때 억지로 괜찮은 척 행동할 필요는 없다. 화는 에너지의 일종이라서 운동이나 예술적인 활동으로 풀거나 베개나 쿠션을 치는 등의 행위로도 마음을 풀고 밖으로 내보내는 것이 가능하다.

🍃 죄책감

암 같은 큰 질병에 걸리면 많은 환자가 원인을 자신에게서 찾으려고 한다. 마치 자신의 잘못인 것처럼 책임감을 느낀다. 자신을 돌보게 될 가족이나 친구들에 대한 미안함일 수도 있고, 몸에 이상 신호가 왔을 때 병원을 찾지 않았던 일이나 의사의 권고대로 생활하지 않았던 일상을 떠올리며 후회하기도 한다.

이들에게 내가 꼭 해주고 싶은 말은 암에 걸린 것이 자신의 잘못이 아니라는 점이다. 재발한 것도 치료가 실패한 것이지 여러분의 실패가 아니다. 분명 암을 유발하는 잘못된 행동이나 습관도 있었을 것이다. 그러나 그것만으로 병에 걸린 이유를 완벽히 설명하지는 못한다. 같은 상황에서도 어떤 사람은 암을 겪고, 어떤 사람은 암을 겪지 않는지 의료진도 정확하게 알지 못하며 더 많은 연구가 필요하다. 과거의 실수는 이미 지나간 일이다. 지난 일에 책임을 느끼고 있다면 같은 일이 반복되지 않도록 노력하는 것이 진정한 반성이 될 것이다.

이제는 스스로를 다그치는 말보다 용서해주는 말을 해보자. 그리고 부정적인 감정들을 혼자서 끌어안지 말고 사랑하는 사람들과 나누기를 바란다. 가족이나 보호자는 사랑하는 사람을 간호하는 일을 영광이자 특권으로 생각한다. 오히려 전보다 더 관계가 가까워졌다고 말하기도 한다. 그런 경험을 통해 삶을 더욱 소중히 하고 우선순위를 재정립하는 시간이었다고 생각한다. 사랑하는 사람들과 솔직하게 감정을 나누는 것이 죄책감을 해소하는 가장 좋은 방법이다. 가까운 사이라서 말하기 힘들다면 같은 질환을 겪고 있는 지지 그룹(또는 서포터 그룹)이나 의료진에게 알려 상담해보는 것도 좋다.

🐾 외로움

가까운 사람들이 섬세하게 신경 써줘도 당사자가 아니기 때문에 '내가 겪는 일을 이해하지 못한다'고 느낄 때가 있다. 함께 있는데도 뭔가 겉도는 듯한 거리감을 느끼기도 하고, 취미나 사회활동, 가족 행사에 이전만큼 참여하지 못할 때 혼자가 된 것 같은 쓸쓸함을 겪는다. 어떤 일이든 현재 상태에서 할 수 있는 만큼 참여하고 최선을 다하는 것에 의미를 두자. 그리고 사람들에게 혼자 있고 싶지 않다고 솔직하게 말하자. 적극적으로 사람들을 초대해서 즐거운 시간을 늘려보는 것도 좋은 방법이다. 먼저 얘기하지 않는다면 당신이 사랑하는 사람들도 외롭다고 느끼고 있을지 모른다.

🐾 부정

암에 걸렸다는 사실을 인정하는 것은 무척 어려운 일이다. 삶을 뒤흔들 만큼 큰 문제를 받아들이고 이해하는 데는 긴 시간이 걸린다. 사실을 사실이 아니라고 부정하는 것은 자연스러운 반응으로 볼 수 있지만, 오래 지속되면 회복 과정을 지연시킨다.

이러한 감정들이 치료가 끝난 뒤에도 일상생활에 방해가 될 정도로 심각하다면 다른 사람에게 도움을 요청하는 것이 바람직하다. 가족이나 친한 친구에게 고민을 털어놓으며 함께 방법을 찾아보고, 전문적인 도움이 필요하다면 담당의와 상의한다. 심한 통증이 있다면 통증을 줄이는 치료를 병행해야 부정적인 감정을 가라앉힐 수도 있다. 모든 암 경험자가 염원하듯 하루빨리 좋은 성과를 거두기 위해서는 담당의와 가족의 말에 귀를 기울이는 열린 자세가 중요하다.

병을 치료하는 도중에도 감사와 희망으로 하루를 보람 있게 지내는 사람이 있는가 하면 치료가 모두 끝났는데도 여전히 마음의 병상에서 일어나지 못하는 사람도 있다. 여러분은 어떻게 살기를 원하는가? 긍정적인 생각으로 마음을 튼튼하게 만드는 것은 질병을 치료하는 과정과 극복 이후에 열릴 새로운 삶의 질을 좌우한다. 스트레스를 무조건 참거나 무시하지 않기를 바란다.

행복이란 즐거운 일들로 가득해야만 생기는 감정이 아니다. 아무리 높은 산이라도 한 걸음 한 걸음씩 걸어가면 못 오를 이유가 없다. 완치 과정에서도 목표를 계단처럼 작게 나눠 생각해보자. 별것 아니더라도 자신의 힘으로 한 단계씩 깨치며 앞으로 나아갈 때 성취가 행복으로 전환된다.

아무리 노력해도
부정적인 생각이 떠오를 때

우울과 분노, 불안 등의 감정은 살아가면서 수없이 느끼게 되는 감정이다. 하지만 이를 어떻게 생각하고 받아들이느냐에 따라 몸과 마음의 회복은 물론 전체적인 삶의 모습이 달라진다. 나의 '선택'에 따라 지금보다 더 나은 삶이 될 수 있다는 것을 마음에 새기면 좋겠다.

긍정적인 자기암시는 암은 물론 어떤 병도 이기는 가장 좋은 방법이 된다. 아, 물론 즐겁지 않은 일을 억지로 즐거워할 필요는 없다. 무엇이든 과하면 독이 되기 마련이다. 지속적으로 부정적인 생각이 떠오를 때는 아래의 3가지 대처 방법에 따라 생각의 방향을 긍정적으로 바꿔보자.

🐾 희망 찾기

의학기술의 발달과 조기 진단으로 암 생존율이 꾸준히 증가하고 있기 때문에 암이 있거나 경험했다고 해서 평소 하던 일에 제한을 둘 필요는 없다. 불편함은 있겠지만 지금처럼 일상적인 일들을 계획하고 실천하며 삶의 즐거움을 놓지 않아도 된다. 희망을 가질 수 있는 자기만의 삶의 이유를 찾는다면 암을 이겨낼 수 있는 가장 강력한 힘을 갖게 될 것이다.

🐾 감사하기

생각하기에 따라 질병은 우리에게 기상시간을 알려주는 알람과도 같다. 소소한 일상이 삶에서 얼마나 중요하고 감사한지를 깨닫게 해주기 때문이다. 바쁘다는 이유로 미뤘던 여행을 용기 내서 다녀오거나 가족, 친구들과 시간을 보내면서 감사한 마음을 맘껏 표현해보자. 새로운 환경이나 관계 개선을 통해 생각의 환기를 불러올 수 있다.

삶의 소중함과 재미는 생각보다 더 가까운 곳에 있다. 오늘 하루 있었던 평범한 일이나 웃었던 경험을 기록해보라. 향긋한 차 한 잔, 반려동물과의 산책, 따사로운 햇볕, 친구들과 수다 등 행복한 경험을 떠올리게 될 것이다. 감사한 마음은 평안을 주고 치유에 긍정적인 영향을 미친다.

● 적극적 자세 갖기

어떤 상황에서도 "난 안 돼", "난 결국 죽을 거야" 같은 부정적인 말은 소극적인 자세를 갖게 하고 결국 치유에도 나쁜 영향을 미친다. 적극적인 태도를 가진 환자들은 수동적인 태도를 보이는 환자에 비해 정서적 스트레스가 적고 우울증이 덜하다. 이들은 자신의 행동에 따라 상황이 변할 수 있다는 믿음으로 '행동'하기 때문에 무기력하고 부정적인 감정이 적을 수밖에 없다.

자신의 문제를 능동적으로 해결할 수 있다는 신념을 '자기효능감(self efficacy)'이라고 부른다. 보통 어린 아이에게서 찾아볼 수 있는데, 아이들은 어떤 상황에서도 "내가 할래요!"라는 말을 입버릇처럼 한다. 결과가 성공이냐 실패냐는 그다지 중요하지 않다. 아이들은 도전을 통해 집중과 지속성을 배우고 성취 수준을 높여 간다.

마찬가지로 자기효능감이 높은 사람은 문제가 있을 때 계획을 짜고 그 다음의 결과까지 넓게 보는 경향이 있다. 특히 장애물이 있을 때 더 자신감을 갖고 많은 노력을 다한다. 이처럼 자신의 선택과 행동이 삶을 결정한다고 믿는다면 부정적인 생각도 의외로 쉽게 이겨낼 수 있을 것이다.

재발에 대한
두려움이 느껴질 때

어쩌면 투병 중에서 가장 힘든 것이 언제 또 재발할지 모른다는 걱정이다. 하지만 생활습관을 개선하고 긍정적인 생각을 하는 것만으로도 재발 가능성을 낮추고 생존율을 높일 수 있다.

지금까지 많은 연구들이 긍정적인 생각과 적극적인 성향이 스트레스와 우울, 불안 같은 정서 관리에 도움을 주며, 삶의 질과 생존율에도 영향을 미친다고 발표했다. 유방암 환자를 대상으로 한 연구에서도 자아에 대해 긍정적인 생각을 지닌 환자들이 그렇지 않은 환자들에 비해 우울과 불안 증상이 훨씬 낮은 것으로 나타났다.

세계폐암학회(International Association for the Study of Lung Cancer) 역시 2010년 534명의 폐암 환자 중 암 진단을 받기 전에 실시했던 성

격 검사에서 긍정적인 성격에 가까웠던 환자들이 그렇지 않은 환자들에 비해 생존 기간이 평균 6개월이나 더 길다고 보고했다. 이들의 5년 생존율도 약 12퍼센트 더 높았다.

우리 의과대학 연구팀은 국립암센터와 삼성서울병원 연구팀과 함께 2001년부터 2006년까지 수술 후 검사상 이상 없는 폐암 경험자 809명을 5년간 추적 관찰해 5년 생존율을 분석했다. 폐암은 국내 암 사망률 1위로 장기 생존이 어려운 암이라고 알려져 있었기 때문에 폐암 경험자를 대상으로 습관과 삶의 질, 특히 긍정적인 생각이 생존율을 높일 수 있는지를 확인하고자 했다. 안타깝게도 96명이 생을 마감했고, 남은 사람의 결과를 보면 신체 기능이 떨어진 환자가 사망 위험이 2.4배 높았으며, 호흡곤란은 1.6배, 불안 증상을 보인 환자는 2.1배 더 사망 위험이 높았다.

반대로 암이라는 정신적 충격에도 불구하고 긍정적인 성격으로 이겨낸 환자는 2.4배나 사망률이 낮은 것으로 나타났다. 또한 저체중과 운동 부족도 사망률과 큰 상관성을 보였다. 즉, 긍정적인 생각이 위기 속에서 생존율을 높이는 중요한 요소로 작용한다는 것을 알 수 있다. 그럼에도 치료를 마친 많은 환자가 적절한 운동 방법을 모르거나 체중과 통증 조절 등의 관리를 받지 못해 재발과 사망에 대한 두려움을 키우고 있다. 치료 후 재발 점검뿐 아니라 운동, 식습관, 심리 등 삶 전체의 질을 체계적으로 평가하고 관리하는 진료 시스템을 갖추는 것이 시급하다. 이에 대한 국가 차원의 지원이 반드시 이뤄져야 한다.

🦐 재발의 두려움을 이겨내는 4가지 방법

다시 앞으로 돌아가 생활 속에서 재발에 대한 두려움이 느껴질 때 도움이 되는 4가지 방법을 알아보자.

첫째, 질병에 대해 공부하자. 자신의 병을 제대로 아는 것은 재발의 두려움을 극복하는 데 도움이 된다. 두려움은 잘 모르기 때문에 막연하게 느껴지는 것이다. 회복을 위해 내가 무엇을 할 수 있는지 찾아보고, 건강을 되찾은 사람들의 사례를 보며 다음 과정을 준비한다면 두려움은 점차 사라지게 된다.

둘째, 감정을 표현하자. 잠이 오지 않을 때 자야 한다는 생각에 집중할수록 오히려 더 잠들기 어려웠던 경험이 있을 것이다. 감정도 마찬가지다. 분노, 슬픔, 두려움 등의 감정이 들 때는 집중해서 묵상하기보다 겉으로 표현하는 것이 빨리 떨치는 방법이 된다. 가족이나 친구, 지지 그룹, 의료진에게 이야기하면 마음의 부담을 줄일 수 있다. 누군가에게 이야기하는 것이 불편하다면 일기를 쓰는 것도 좋다.

셋째, 밝은 면을 찾아보자. 그림자가 있으려면 빛이 존재해야 한다. 아무리 불행한 상황에 놓여 있더라도 그 안에서 긍정적인 의미를 찾아야 희망도 생길 수 있다. 많은 환자가 질병을 통해 인생을 되돌아보고 새로운 꿈을 꾸며 건강을 되찾았다.

넷째, 건강습관을 만들자. 재발에 대한 걱정이 들 때는 생활 속 건강습관에 집중하는 것이 오히려 걱정을 털어버리고 건강해지는 비결이다. 건강습관은 재발을 막는데 가장 효과적이며 자신만이 할 수 있기 때문이다. 주치의가 과학적 근거와 경험, 정기적인 검사를 통해 재발을 조기에 발견하려 노력하고 있기 때문에 의학적인 부분은 믿고 맡겨도 된다. 다만 몸에 이상신호가 계속 느껴지면 예약된 날짜보다 일찍 진료를 신청하기 바란다.

🍃 암에 대한 인식을 바꾸자

어떤 일이든 큰 위기를 겪으면 이전의 삶과 분명한 차이가 생긴다. 암 경험자들은 다시 병이 악화되거나 재발할 수도 있다는 사실을 알기 때문에 건강한 생활 습관을 지니게 되고 검진도 놓치지 않고 받는다. 평범한 일상에 감사를 느끼고 암을 이겨낸 자신이 강하고 소중한 존재라는 것을 깨닫기도 한다. 또 암을 통해 다른 사람의 아픔을 이해한다. "같은 아픔을 겪은 사람만이 진정으로 다른 사람을 이해하고 어루만져줄 수 있다"는 말처럼 암 경험은 고통당하는 사람을 도와주고 내 삶을 재조명하는 결정적인 계기가 될 수 있다.

인생의 위기를
성장의 기회로 만든다

암에 걸리면 어쩔 수 없이 치료 전과 후의 삶이 크게 달라진다. 긴 치료 과정을 거치면서 마음의 상처가 쌓이고 돈, 사회적 위치, 직업 등 잃는 것이 많다는 좌절감이 수술 이후의 건강과 자존감 회복을 가로막는다. 그러나 많은 연구에서 암을 겪은 이후 오히려 삶의 질이 높아졌다는 결과가 밝혀졌다.

'외상 후 성장(Post-traumatic growth)'에 관한 해외 연구를 보면 2001년 유방암 환자 여성 774명과 그렇지 않은 여성 666명을 비교한 결과 환자들이 삶에 대한 감사, 다른 사람과의 관계 측면에서 만족도가 더 높은 것으로 나타났다. 그리고 외상 후 성장, 즉 암을 겪은 이후 오히려 삶에 긍정적인 변화를 경험했다고 밝혔다. 또한 암 진단 후 5년

이 경과한 대장·직장암 경험자 483명을 대상으로 외상 후 성장, 삶의 질, 변화 등을 평가한 결과, 암이 가져온 이득이 있다고 응답한 사람은 64퍼센트, 외상 후 성장이 있었다고 응답한 사람은 46퍼센트에 달했다.

우리 연구팀 역시 2011년부터 1년간 7개 대학병원에서 치료받은 암 환자 668명을 조사해 치료 후 긍정적인 성장과 삶의 질의 상관성을 밝혔다. 지금의 위기를 긍정적인 성장으로 바라보는 환자들이 그렇지 못한 환자들에 비해 신체에 따른 삶의 질이 1.7배 높고, 우울감에서는 42퍼센트 낮은 것으로 확인했다. 긍정적인 성장은 역경을 겪고 난 뒤에 긍정적인 내적 변화가 생기는 것을 말한다.

오랜 시간 축적돼 생긴 암이 한두 달 만에 원래 상태로 돌아갈 수는 없다. 병이 나을 때도 그만큼의 긴 시간이 필요한데, 이런 긍정적인 성장은 목표를 잃지 않고 질병을 끝까지 이겨내는 힘이 된다. 우리는 암 경험자의 80퍼센트가 긍정적인 성장을 경험하고, 환자뿐 아니라 가족과 친구 모두에게 긍정적인 변화가 나타났음을 확인했다. 이처럼 예상치 못했던 큰 변화 또는 인생의 역경은 변화하는 환경에 적응해 나가는 능력과 더불어 세상을 이해하는 방식에도 영향을 미친다.

질병을 통해 얻을 수 있는 긍정적인 성장을 알아보고, 나에게도 적용할 수 있는 방향을 찾아보자.

🔖 삶에 대한 숙고

"길가의 풀 한 포기, 따사로운 햇볕, 아이들의 웃음소리… 이 모든 것이 얼마나 아름답고 감사한지 몰라요."

 암이라는 긴 터널을 지난 후 맞이하게 되는 삶은 여러 의미로 남다르다. 삶에 대한 숙고는 죽음이나 재발에 대한 새로운 시각을 만들고 그동안 잊고 있던 가장 소중한 것을 발견하게 만든다. 내 삶의 우선순위는 무엇일까? 어쩌면 인생에서 더 중요한 가치를 깨닫는 과정이 될 수 있다.

🔖 인생의 새로운 가능성 발견

"전과는 완전히 달라졌지만 내 인생의 또 다른 시작을 맞이했다고 생각해요."

 위기를 극복한 후 얻은 제2의 인생을 긍정적으로 모색하게 된다. 직업의 전환, 두려움 극복, 삶의 목표 수립 같은 인생에서 큰일을 세우고 더 많은 가능성을 발견하게 도와준다.

🔖 영적인 성장

"신의 존재를 생각하며 내 삶의 목적과 의미가 무엇일지 고민하게 됐어요."

두려움을 극복하고 삶의 의지를 갖기 위해 종교적인 활동을 하거나 일상생활에서 영적인 삶을 추구하게 되기도 한다. 삶과 죽음이라는 실체가 보이지 않는 싸움을 하는 암 환자와 경험자는 실존의 본질적인 문제에 자연스럽게 관심이 생긴다.

🍃 내면의 강점 발견

"그 긴 시간을 지나온 나… 이젠 내 자신이 결코 약하지 않다는 걸 알아요."

암 치유 과정을 통해 생각보다 더 강하고 문제 해결에 적극적인 새로운 내 모습을 발견하게 된다.

🍃 대인 관계의 변화

"세상에 나 혼자가 아니라는 것을 알게 됐어요. 힘들 때 도움받는 법도 배웠고요."
"멀게 느껴졌던 남편의 위로가 얼마나 큰 힘이 되었는지 몰라요."

암은 혼자만의 문제가 아니기 때문에 주변에 있는 가족, 친척, 친구 등과 함께 극복해나가야 하며 이러한 과정을 통해 관계의 소중함을 더욱 절실히 깨닫게 된다. 또한 아픔을 공유하면서 비슷한 역경을 겪는 사람에게 마음을 열고 도움을 주는 기회를 만들어준다.

여러분에게는 어떤 긍정적인 성장이 있었을까? 질병은 직업에서부터 인생관, 목적, 관계, 꿈, 금전, 신체 등 삶의 모든 것을 극적인 방향으로 바꿔놓는다. 만약 얻은 것보다 잃은 게 더 많고, 새로운 삶의 의미를 찾지 못했다면 이제부터 시작하면 된다. 지금보다 더 풍성하고 행복한 삶을 만들기 위해 어떻게 해야 할지 진지하게 고민하는 시간을 갖자.

암에 걸리는 것은 우리 힘으로 바꿀 수 없었지만, 암을 대하는 태도는 얼마든지 바꿀 수 있다. 나의 태도에 따라 얼마든지 삶을 바꿀 수 있다는 점을 명심하자.

웃으면
진짜 복이 온다

삶에 대한 회의나 부정적인 생각이 떠오를 때는 내 머릿속에 있는 'STOP' 버튼을 누르고 현재의 상황을 긍정적으로 전환하는 연습이 필요하다. 원하지 않는 생각이나 감정이 떠오를 때, 가끔 그것이 너무 강해서 무기력해지고 슬럼프에 빠지게 될 때, 스트레스 상황에 압도당하지 않기 위해서는 무거운 분위기를 환기시키는 것이 좋다. 이때 가장 하기 쉬운 방법이 바로 웃는 것이다.

심리학자 윌리엄 제임스(William James)는 "행복하기 때문에 웃는 것이 아니라 웃기 때문에 행복하다"고 말하며 웃음의 효과를 강조했다. 웃음은 혈압을 안정화시키고 소화를 촉진하는 등 생리적인 효능뿐 아니라 마음을 정화하는 데도 탁월한 능력이 있다. 웃으면 우리 뇌는 스트레스에 따른 면역억제 작용을 상쇄하고 근육의 긴장을 풀어주며 기쁨을 느끼게 하는 엔도르핀(endorphin) 같은 호르몬을 분비한다. 일부러 웃는 웃음도 전두엽을 활성화시키기 때문에 자연스러운 웃음과 똑같은 효과가 있다.

병실을 지날 때 "하하하~" 하며 통쾌한 웃음소리가 들려오면 나도 덩달아 웃음이 나면서 피로가 풀리고 힘이 생긴다. 웃음의 효과는 실로 대단하다. 일상생활에서 웃을 일을 만들어보자. 가족과 함께 재미를 느낄 수 있는 취미를 찾아보는 것도 좋다.

- 가까운 사람에게 재미있는 유머가 담긴 카드나 문자를 보내달라고 부탁하기.
- 아이들이나 동물과 함께하는 시간 만들기.
- 코미디 영화나 텔레비전 오락프로그램 시청하기.
- 유머 시리즈를 읽거나 인터넷으로 웃긴 동영상, 만화 등 검색해서 보기.
- 발성연습을 하듯 "하하하" 하고 큰소리로 웃음 체조하기.
- 간지럼 태우기. 다른 사람이 겨드랑이나 발바닥을 간질이면 누구라도 웃게 된다.

나쁜 스트레스에서
벗어나는 연습

"독버섯처럼 퍼진 두려움이 문제지. 만일 그 두려움을 용기로 바꿀 수만 있다면, 그 용기는 백배, 천배 큰 용기로 배가 되어 나타날 것이다."

영화 〈명량〉에서 이순신 장군이 전투를 앞두고 한 말이다. 12척의 배로 열세의 두려움을 이기고 나라를 지킨 이순신처럼 어떻게 하면 마음의 적을 밀어낼 수 있을까?

사실 방법은 단순하다. 반대로 생각해보는 것이다. 반대로 생각할수록 부정적인 생각에 가득찼던 머릿속에 긍정적인 단어들이 저장된다. 그러면 자연스럽게 긍정적인 말버릇을 갖게 되고, 긍정적인 말버릇은 새로운 가능성과 기회를 불러온다.

이리저리 흩어지고 제멋대로인 마음을 다스릴 수 있는 사람은 오직 자신뿐이다. 나를 괴롭히던 문제를 주도적으로 현명하게 제어하는 연습을 해보자. 실천을 통해 다스릴 수 있다.

- 부정적인 상황을 긍정적인 상황으로 바꿔 생각해보기.
- 완벽주의를 버리고 '뭐 그럴 수도 있지'라고 가볍게 생각하기.
- 나만의 우선순위를 정하고, 미루는 습관 버리기.
- 매일 아침 하루 일과를 계획하거나 자기 전 하루를 정리하는 일기 쓰기.
- 어떤 상황에서도 나를 칭찬하고 응원하기.

이중에서도 특히 나를 칭찬하고 응원하는 일이 중요하다. "잘하고 있어!", "힘내!", "나는 건강해질거야!", "나를 아끼자!" 등 응원 메시지를 잘 보이는 곳에 붙여두고, 틈틈이 큰소리로 읽어보면 따뜻한 기운이 온몸을 감싸는 듯한 느낌을 받으며 부정적인 마음을 다스리는 데 큰 힘이 된다.

또한 균형 있는 식사와 규칙적인 운동도 스트레스를 줄이는 데 도움이 된다. 과일, 곡물, 채소를 많이 먹으면 혈압을 낮춰서 안정된 상태를 유지하게 해준다. 커피의 카페인은 불안을 증가시키고 심장 박동 수를 급격히 증가시키기 때문에 줄이는 것이 좋지만, 꼭 먹고 싶다면 프림이나 설탕이 없는 커피를 마시길 권한다.

암을 이기고 새롭게 주어진 삶을 어떻게 만들어갈 것인가? 여기서 소개하는 작고 일상적인 방법들은 쌓일수록 커다란 효과를 낸다. 당신의 모든 행동은 자신의 삶과 건강을 스스로 이끌어가기 위한 원동력이 될 것이다. 이제부터는 '나'를 더 많이 칭찬하고 응원해보자. 여러분은 이제 막 건강한 삶을 향한 첫발을 내딛었고, 분명 잘 이겨낼 수 있을 것이라 믿고 있다.

내 몸과 마음의 증상에 대해 공부하라

어떤 질환이든 호전과 악화가 반복되며 파동을 그리다가 회복의 길로 들어선다. 그리고 치료를 마쳐도 나쁜 생활습관을 버리지 않고 관리하지 않으면 재발이나 다른 질환으로 악화될 위험이 있다. 암도 예외가 아니다. 자신의 질병과 치유 과정에 대한 앎, 두려움을 일으키는 스트레스에 대한 이해는 불안을 감소시키고, 더 건강한 삶의 동기를 발견하게 도와준다. 아는 만큼 보이고, 보이는 만큼 행복의 기회를 얻게 된다.

한 번에 바꾸려 하지 말고 작은 것부터 바꿔라

건강한 삶을 방해하는 크고 무거운 스트레스는 작은 돌멩이들이 쌓이고 달라붙어 만들어진 바위와 같다. 거대한 바위는 힘이 센 사람도 옮길 수 없지만, 바위를 쪼개서 조금씩 덜어내는 것은 연약한 사람이라도 할 수 있다. 그러다 보면 어느새 앞을 막고 있던 커다란 바위가 사라지고 길이 나타나게 될 것이다. 긍정적인 생각은 바위를 쪼개는 가장 강력한 도구다.

50퍼센트의 인생을 얻은
표연화 씨

나는 유방암 수술을 하고 항암과 방사선 치료를 끝내자마자 바로 일을 시작했어요. 아직 아이들이 어리고 경제적인 부담으로 일을 쉴 수가 없었거든요. 그런데 직장생활을 하면서 의외의 복병이 내 몸보다 가발을 착용하는 것이었습니다. 그놈의 가발. 머리카락이 다 빠지고 난 후에 가발을 써 보니까 그렇게 아프고 괴롭더라고요. 맨살에다가 거친 사포를 마구 문지르는 느낌이랄까요.

가발 안에 망이란 게 있는데 민머리 위에 쓰니까 너무 아파서 출근하면 화장실에 가서 잠깐씩 벗으면서 쉬기도 하고, 두건과 가발을 번갈아 쓰기도 했어요. 이런 생활을 6개월쯤 하니까 나중에는 머리가 어지러울 지경이었어요. 그래도 '애들을 생각하며 버텨야지' 하는 생각으로 잘 이겨냈고, 지금은 7년 넘게 재발 없이 건강하게 직장생활을 하고 있습니다. 처음에는 아이들 때문이었지만 바쁘게 생활하다 보니깐 암에 매달리며 괴로워하던 생각을 잊게 된 것 같아요.

그리고 치료 후에 병원에서 받은 교육이 살아가는 데 큰 힘이 됐어요. 바로 "나 자신을 위해서 살자"라는 깨달음을 얻었습니다. 아이들과 가족은 무엇과 비교할 수 없을 정도로 소중하지만, 교육받은 뒤에는 내 삶의 우선순위를 반반씩 나누게 됐어요. 자식을 위해 살아가는 삶과 나 자신을 위해 살아가는 삶. 이제는 내가 즐거운 일을 적극적으로 찾고, 누군가가 무리한 부탁을 할 때 내 입장을 먼저 고려합니다.

생각을 바꾸자 마음이 편해지고 몸도 좋아졌습니다. 주위 사람들한테 대하는 것도 부드러워져서 많이 변했다고 이야기하더라고요. 인상도 좋아지고 편안한 사람이 되었다고. 나는 잘 몰랐지만 예전에는 어딘가 모르게 불안해 보이고 쫓기듯 사는 것 같아서 안타까웠다고 하더라고요. 그동안 자식 키우고 공부 시키는 데만 매달려 살며 사실 나를 돌보지 않았습니다. 좋은 거, 맛있는 거, 다 아이들 차지였죠. 거의 모든 엄마들이 그렇게 살잖아요. 나도 그게 당연한 줄로만 알고 있었던 것 같아요.

처음에는 유방암이라고 해서 세상이 무너지는 것만 같고, 부정적인 생각만 했었는데, 50퍼센트의 내 인생을 알게 돼서 너무도 큰 선물을 받았다고 생각합니다. 내가 겪은 것처럼 지금 힘든 시기를 겪고 있는 사람들에게 꼭 이 이야기를 해주고 싶었어요.

나를 위한다는 것은 이기적으로 혼자만 생각하는 것이 아니라 나를 돌봄으로써 다른 사람들을 돌보고 챙길 수 있는 여유가 생기고, 함께하면 행복이 더 커진다는 것을요. 치료받으면서 어느 정도 체력이 회복된다면 집에만 있지 말고 밖이든 직장이든 나가서 활동하라고 권하고 싶습니다. 사람들과 어울리고 좋은 곳도 다니고, 맛있는 것도 먹으면서 새로운 삶을 제대로 누리기를 바랍니다.

암 진단 이전의 생활로 돌아가는 것은 모든 환자의 가장 큰 소망이다. 그러나 체력이 급격히 저하된 상태이기 때문에 집안일을 수행하기도 버거운 것이 사실이다. 직장으로 복귀하더라도 치료 부작용으로 실수를 반복할 수도 있다. 충분한 휴식을 취하고, 일을 시작하기 전에 몸이 생활에 적응할 수 있도록 준비하는 기간이 필요하다.

암 환자의 사회생활 복귀는 다시 적극적으로 삶의 주체가 될 수 있다는 것을 의미한다. 다른 사람의 지시에 의해서가 아니라 스스로 몸으로 움직이고, 느끼고, 생각을 바꿔야 치료가 되는 것이다.

희망을 기다리지 말고
만들어라

• ● 적극적인 자세 ● •

"

나는 내 일을 유지하는 것이
암을 이기는 최고의 방법이라고 생각했습니다.
치료와 함께 직장생활을 하려고 꾸준히 노력했죠.
몰입할 수 있는 일과 좋은 동료가 있으면
암에 대한 집착을 버리고 좀 더 편안해질 수 있어요.
지금 내 인생에서 가장 중요한 것은
몸과 마음을 함께 돌보며
행복해질 내 모습을 응원하는 일이랍니다.

_45세, 호성구 씨

"

이제 소중한 일상으로
돌아갈 시간

병원에서의 치료가 끝나면 안도감과 함께 새로운 걱정과 불안이 고개를 든다. '암이 재발하지 않을까?', '전과 같은 일상으로 완벽히 돌아갈 수 있을까?', '예전처럼 회사에 잘 다닐 수 있을까?' 하는 두려움이 바위틈에서 자라는 풀처럼 단단한 마음을 비집고 나온다. 몸이 호전되면서 일상으로 돌아갈 수 있다는 기대가 현실의 어려움에 부딪히며 실망으로 바뀌는 과정이기도 하다.

수술 흉터를 볼 때마다 그때의 고통이 떠오르고, 단순한 가사일도 제대로 하지 못하는 자신에게 화가 나고, 다른 사람들의 걱정 어린 시선이나 말도 이제는 고마운 것을 넘어 불편할 정도로 느껴진다. 이 시기의 환자 대부분이 느끼는 현상이다.

하지만 이걸 반대로 생각해보면 어떨까? 생각은 실체가 없기 때문에 그 무엇도 내 맘대로 상상할 수 있다는 엄청난 장점이 있다. 반대로 생각해보면 흉터를 볼 때마다 열심히 살고자 했던 마음을 떠올리며 힘을 낼 수 있고, 실수를 반복할 때는 아무것도 못하던 예전보다 많이 좋아졌다거나 점점 더 늘고 있다고 생각해보는 것이다. 다른 사람들의 불편한 시선이나 말도 한 귀로 흘려버리면 된다. 좋은 것만 보고, 좋은 것만 생각하고, 좋은 것만 먹기에도 인생은 너무 짧다. 나를 제대로 알지 못하는 사람들의 말 하나하나에 신경 쓰고 휘둘리기에는 힘들게 얻은 소중한 오늘이 너무 아깝지 않겠는가?

몸이 완전히 회복되지 않은 상태에서는 이렇게 긍정적으로 생각하는 것이 힘들 수도 있다. 하지만 무엇이든 반복과 지속이 가장 좋은 학습이다. 긍정적인 생각을 하려는 노력은 또 다른 새로운 긍정을 낳고, 그러다 보면 어느새 밝아진 자신을 발견할 수 있을 것이다.

● 집안일을 하며 천천히 일상에 적응하기

치료 후에는 가만히 누워 있기보다는 집안일 같은 가벼운 활동이 회복에 큰 도움을 준다. 본격적인 사회생활과 운동, 모임 같은 활발한 활동을 하기에 앞서 몸에게 적응할 시간을 주는 과정이기도 하다. 그러나 하루빨리 회복하고 싶다는 생각으로 과도하게 몸을 움직이는 행동이 오히려 회복 과정을 방해한다.

시작은 서랍 속을 정리하거나 화초에 물을 주기, 먼지 털기 등의 아주 쉬운 집안일부터 하는 것이 좋다. 작고 소소한 일에서부터 점차 일의 강도를 조정하며 활동성을 높인다면 더 큰 일을 수월하게 해낼 수 있게 될 것이다.

다음의 주의사항에 따라 천천히 활동을 늘려보자.

첫째, 가사 일을 계획하자. 무리하게 몸을 사용하는 것이 아니라 현실적으로 할 수 있는 일의 범위를 받아들인다. 그 다음 어떤 일을 직접 처리하고, 어떤 일을 다른 사람에게 요청할지를 결정해야 한다. 몸의 에너지를 아끼면 체력을 기르고 더 중요한 일을 할 때 활용할 수 있다. 또한 계획은 규칙적인 생활습관을 만들어 무기력함을 이기는 데도 도움이 된다.

둘째, 바른 자세를 지키자. 오랜 시간 한 자세로 있는 것은 좋지 않다. 아무리 바른 자세를 유지하려고 해도 몰입하면서 자세가 흐트러지고 통증을 유발할 수 있다. 최소한 한두 시간에 한 번은 일어나서 간단한 스트레칭을 하거나 계속해서 자세를 바꾸는 것이 좋다. 앉아 있을 때는 등을 받쳐주는 의자를 사용하고 등과 어깨가 굽지 않게 허리를 똑바로 편 자세를 유지해야 한다. 허리를 숙여야 할 때는 앉아서 하는 것이 몸에 무리를 덜 준다. 이때도 허리를 둥글게 구부리지 않도록 주의하자.

셋째, 도구나 장비를 이용하자. 회복 단계라고 해도 암 경험자는 체력이 많이 떨어져 있는 상태이기 때문에 무리하게 힘을 쓰면 위험할 수 있다. 무거운 물건이나 높이 있는 물건을 다룰 때는 상황에 맞는 도구를 이용하는 것이 현명하다.

일은 삶을 유지하는
새로운 목표가 된다

환자들은 가장 큰일인 수술을 마치면 사회 복귀를 고려하게 된다. 사회생활 복귀는 금전적인 보상으로 경제적인 어려움을 해결하고, 사람들을 만나 즐거운 사회적 관계를 쌓으며, 규칙적인 하루 일과에 따라 지루함이나 무기력함에 빠지지 않고, 암 이전과 비슷한 일상생활로 돌아가게 한다. 즉 진단 이전처럼 삶을 이어가는 목표가 생기는 것은 다시 적극적으로 삶의 주체가 될 수 있다는 것을 의미한다.

실제로 직장생활은 암 경험자의 삶의 질을 크게 높였다. 치료 이후에 발생할 수 있는 부작용과 후유증의 어려움을 극복하는 데도 도움을 주고, 전반적으로 긍정적인 성장을 이끌었다.

그렇다면 언제쯤 일을 시작하는 것이 좋을까? 암과 수술의 종류,

위험성의 정도에 따라 다르기 때문에 일반화하기는 어렵지만, 대체적으로 수술 후 2개월 정도까지는 쉬는 것을 권한다. 적당한 복귀 시점은 수술 후 최소 2~3개월 뒤로 몸 상태와 회복 속도를 고려해서 잡아야 한다. 혼자 결정하기 이전에 담당의와의 상담을 통해 객관적인 상태를 진단받는 것이 가장 바람직하다.

일의 긍정적인 효과가 입증됐음에도 불구하고 많은 환자가 직장으로 복귀하거나 일하는 데 있어 많은 어려움을 토로한다. 우리 연구팀은 유방암, 자궁경부암, 위암, 폐암 경험자들을 대상으로 직업 복귀의 현황과 어려움에 대해 대규모 연구를 실시했다. 결과는 예상했던 대로 암 경험자의 실업률이 일반인보다 높았다.

암 환자가 실질적으로 겪는 직장 복귀의 어려움은 3가지 정도로 나눌 수 있다.

🐚 신체 기능 저하

질병 자체나 치료에 따른 후유증으로 신체적 기능이 저하된다. 암 경험자의 26퍼센트가 일하기 어려운 이유로 손꼽았다. 대부분의 암 경험자는 잦은 피로와 통증, 집중력 장애, 기타 작업 능력 저하 등의 증상을 경험한다. 위암 경험자를 대상으로 한 우리 연구팀의 결과를 보면 암 환자들은 일반인에 비해 직장생활을 할 때 4배 더 피곤함을 느끼고, 더 쉽게 지친다.

🍂 인지 기능 저하

인기 기능은 기억, 판단, 추리 등 자극을 받아들이고 내보내는 정신적 기능을 뜻한다. 환자들은 항암치료를 겪으며 장·단기 기억력이나 반사 신경, 민첩성 등의 저하를 경험하게 된다. 암 경험자의 12퍼센트가 장시간 집중하는 것을 힘들어하고, 14퍼센트는 새로운 것을 습득하는 데 어려움이 있다는 연구 결과가 있다.

🍂 사회 편견과 차별

어쩌면 암 경험자의 사회생활을 가장 힘들게 하는 이유일지도 모른다. 바로 직장 구성원의 오해와 배려 부족에 따른 문제다. '혹시 전염되는 것은 아니겠지?', '휴가가 너무 잦아서 업무에 피해를 주지 않을까?', '아프니까 남들보다 작업 속도가 떨어지지 않을까?' 하는 직장 동료들의 우려가 있다.

동료들은 암이나 암 경험자에 대한 이해가 부족하기 때문에 편견을 가질 수도 있다. 암을 겪은 사람이 직장에 복귀하게 되면 다시 사회생활을 하게 됐다는 안도감과 희망을 갖게 되는데, 이때 직장 상사나 동료의 차별 행동이 자신감을 낮추고, 직장생활을 유지하는 데 걸림돌이 되기도 한다.

이 장에서 중요하게 눈여겨봐야 할 점이 바로 이런 문제와 어려움들이 '걸림돌'이라는 사실이다. 큰 수술을 이겨내고 치료를 반복하면서 어쩌면 암 경험자는 큰 산을 여러 번 넘은지도 모른다. 현실적으로 부딪히는 크고 작은 어려움은 질병 외에 또 다른 고통을 주지만, 넘어갈 수 없을 정도의 큰 걸림돌인지, 사소한 돌부리인지를 먼저 파악해야 대책을 생각해볼 수 있지 않겠는가?

어려움은 걸림돌일 뿐
넘지 못할 산이 아니다

"치료 때문에 오랫동안 일을 쉬었더니 예전처럼 잘할 수 있을지 걱정이 됩니다."

암은 다른 질환과 다르게 수술과 치료 과정이 길어서 환자들의 건강 상담뿐 아니라 생활이나 가족 관계, 심리 상담도 많이 하게 된다. 1년 이상 치료를 하다 보면 의사와 환자라는 공적인 관계보다는 좀 더 돈독한 동료 같은 사이가 된다. 특히 나와 비슷한 또래의 환자들이 자주 나를 찾아온다. 나 역시 비슷한 또래이다 보니 어떤 부분에서 어려움을 겪는지 충분히 공감하기 때문에 한마디라도 더 도움이 되는 말을 전하고 싶은 고민이 생긴다.

직장생활을 오래한 환자들이 그렇지 않은 환자보다 사회 복귀에 더 큰 두려움을 갖고 있다. 삶에서 일을 가장 중요하게 여기고 가족의 생계를 책임지며 살아왔기 때문에 얼른 돈을 벌고 커리어를 다시 쌓아서 승진해야 한다는 압박이 마음을 괴롭게 하는 것이다. 그리고 하루빨리 일하는 것이 고생한 가족들에게도 미안함과 고마움을 표현할 유일한 방법이라고 생각한다. 책임감이 강한 환자들은 치료 중의 통증보다 아무것도 못한다는 현실에 더 큰 고통과 자존감 상실을 느낀다.

그러나 치료가 끝났다고 해서 몸의 기능이 바로 돌아오는 것은 아니다. 시간을 두고 체력을 키우고 마음을 다잡으며 한 걸음 한 걸음 앞으로 나아가야 한다. 환자들의 우려와 달리 막상 일을 시작하고 사람들과 어울리다 보면, 예전의 감각과 성취감을 떠올리며 자신감을 되찾을 수 있기 때문에 복귀 계획을 차분히 준비하는 것이 좋다. 앞서 사회생활의 실질적인 어려움으로 꼽았던 문제들을 해결할 수 있는 방법을 살펴보고 더 지혜로운 대안을 모색해보자.

● 신체적 어려움을 극복하기

첫째, 담당의나 건강관리 전문가와 의논하자. TV나 인터넷으로도 많은 정보를 얻을 수 있지만, 어떤 방법이 맞는지 판단하기 어려울 때는 오래 고민하지 말고 상담을 요청하자. 부작용과 피로, 통증 같은 후유증을 관리하는 방법을 자세히 일러줄 것이다.

둘째, 주변 사람에게 도움을 요청하자. 혼자 해결하면 좋겠지만 상황에 따라 누군가의 도움이 필요할 수도 있다. 그럴 때는 적극적으로 도움을 부탁하는 것이 좋다. 때로는 호의적이지 않은 동료도 있을 수 있다. 어려울 때 도와줄 수 있는 사람을 만들고, 나를 도와주는 만큼 또는 그보다 더 많이 상대를 배려하고 도와주며 좋은 관계를 지속적으로 유지해나가야 한다.

🐾 인지적 어려움을 극복하기

첫째, 스트레스를 관리하자. 인지 능력이 낮아지면 정서에 영향을 주기 때문에 주변 환경을 안정적으로 관리해야 한다. 매일 크고 작은 스트레스를 경험하고 있다면 직접적인 원인이 무엇인지 생각해보자. 사소한 일이나 주변 사람들의 불편한 말에 일일이 신경 쓰다 보면 정작 중요한 일에 집중하지 못하게 된다.

둘째, 휴식, 명상을 하자. 갑자기 오늘 해야 할 중요한 일정이 생각나지 않거나 거래처 담당자의 이름을 잊거나 하는 당황스러운 상황이 생길 수 있다. 그럴 때는 숨을 깊게 들이마시고 천천히 내쉬면서 명상하거나 잠깐 자리를 벗어나 휴식을 취하는 것이 도움이 된다.

셋째, 좋은 환경을 만들자. 에어컨 바람이나 미세 먼지, 황사 등 유해한 환경을 피하고, 담요나 마스크를 지니고 다니며 컨디션을 조절하는 것이 좋다.

넷째, 메모하는 습관을 만들자. 깜박깜박하는 기억력을 보완하기 위해서는 노트나 컴퓨터에 수시로 메모하고, 중요한 일은 따라 읽으며 한 번 더 뇌에 각인시키는 것이 좋다.

다섯째, 주변을 정리하자. 자주 사용하는 물건은 가까이 두고 사용량이 많지 않은 물건은 지정된 자리에 두자. 자리를 지정해서 물건을 정리하는 습관은 기억력 저하를 막고 일을 효율적으로 처리할 수 있게 도와준다. 그렇지 않으면 기껏 써놓은 메모도 찾기 힘들어진다.

🐾 직장 관계의 어려움을 극복하기

첫째, 진솔한 자세로 도움을 요청하자. 환자들 중에는 자신의 질환을 숨기고 싶어 하는 사람이 많다. 그러나 주기적으로 내원할 일이 많고 갑작스러운 통증이나 피로에 따른 업무 실수 등 생각보다 많은 어려움을 겪을 수 있다. 암 치료를 받았거나 진행 중이라는 사실을 미리 일러두면 긴급한 상황에 도움을 받을 수 있고 직장에 빨리 적응해서 일의 효율을 높일 수도 있다.

둘째, 동료와 지속적인 관계를 유지하자. 마음이 맞는 동료는 고되고 피곤한 사회생활을 좀 더 가볍게 헤쳐나갈 수 있는 힘이 된다. 내 입장에서만 배려를 요구하지 말고, 상대방이 마음을 열 수 있게 먼저 다가가자.

직업 단절과 복귀는 굉장히 복잡한 문제여서 다른 건강습관처럼

"이렇게 해야 한다"고 말하기가 쉽지 않다. 이런 문제 외에도 단체생활에서 오는 문제나 경험을 받아들이는 개인차가 있기 때문이다.

예를 들어 점심시간이 되면 대부분 단체로 식사하기 때문에 음식에 주의를 기울여야 하는 환자들은 고민에 빠진다. 메뉴를 고를 때 자기 우선으로 고르자니 팀원들이 신경 쓰이고, 적당히 맞춰 먹자니 자극적이고 피해야 할 것들이 가득하다. 이때의 대안은 가능한 한 다양한 음식이 있는 식당을 선택하는 것이다. 그럼 눈치 보지 않고도 건강한 음식을 가려서 먹을 수 있다. 아니면 영양소를 골고루 섭취하면서도 편하게 먹을 수 있는 도시락을 싸는 것도 한 방법이니 고려해보기를 바란다.

회식할 때도 마찬가지다. 다른 사람에게 맞추다 보면 술을 과하게 마시거나 금연의 의지가 약해질 수 있다. 병력에 대해 미리 알려두면 곤란한 상황을 피할 수 있다.

직장에서 단체생활은 무척 중요하지만 과연 내 몸보다 우선일지 한번 생각해보기 바란다.

성공적인 사회 복귀를 위한
5가지 준비

자, 이제 일할 준비가 되었는가? 마음의 준비가 끝났다면 의사와 최종적으로 복귀 시점을 결정해보자. 일해도 될 만큼 체력적으로 회복이 되었는지 확인해야 혹시 생길지 모르는 문제를 예방할 수 있다. 만약 주치의가 만류한다고 해도 너무 실망하지 말고 다음을 기다리자. "급할수록 돌아가라"는 속담처럼 몸의 경과를 살피면서 천천히 시작해도 절대 늦지 않다.

사회 복귀를 위한 5가지 수칙을 참고하여 적용해보자.

첫째, 새로운 장점을 개발하자. 완치되기 전까지는 오래 서 있거나 과도하게 몸을 쓰는 일을 하기가 힘들다. 신체 활동이 큰 일을 했던 사람이라면 일에 한정 짓지 않고 영역을 넓혀서 다양한 직종을 살펴보는 것이 좋다. 도움이 필요하다면 노동부 워크넷이나 한국직업능력개발원, 한국직업정보시스템 등 구직 관련 사이트에 들어가서 자세한 상담을 받아보기를 권한다.

둘째, 장점을 드러내는 이력서를 준비하자. 시중에서 흔하게 볼 수 있는 이력서 양식은 경쟁자와의 차이를 두기가 어렵다. 색다른 이력서를 준비해보자. 자신 있는 기술과 능력을 드러내서 일을 잘할 수 있다는 인상을 줘야 합격 가능성이 높아진다.

셋째, 질환을 강조하지 말자. 면접을 볼 때 암 치료를 받았다는 사실을 말하는 것은 괜찮지만, 특별한 혜택이나 편의를 요청해서 대우가 필요하다는 인상을 주는 것은 마이너스가 될 수 있다. 암 환자나 경험자라고 해서 회사나 다른 사람이 무조건 배려해줘야 할 의무는 없다. 일을 하면서 문제를 해결하고 타협점을 찾을 수 있으므로 미리 걱정하지는 말자.

넷째, 건강을 최우선으로 생각하자. 일을 시작하면 하루 중 가장 많은 시간을 직장에서 보내게 된다. 그렇게 되면 자연스럽게 건강관리에 소홀해질 수 있다. 1시간마다 최소한 5분씩 일어나서 스트레칭을 하거나 휴식을 취하고, 제때 밥과 약을 챙겨먹는 습관을 유지해야 한다. 직장의 복지 제도를 알아보고, 휴가나 업무 조정이 필요한 경우 주치의로부터 진단서를 받아 제출할 수도 있다. 일 시작 전이나 후에도 현명하게 건강을 지킬 수 있는 방법을 늘 고민해야 한다.

여기에 긍정적인 마음과 의지가 더해진다면 새로운 영역에 도전할 수 있는 더 큰 용기와 에너지가 만들어질 것이다. 소중한 일상생활로 돌아가기 위한 여러 준비 사항들을 잘 숙지해서 여러분이 바라는 모든 것이 이뤄지기를 진심으로 응원한다.

말투만 바꿔도
인생이 달라진다

당시 50대 중반이었던 권유연 씨는 수술 후 항암치료와 방사선 치료를 함께 받고 있었다. 항암치료 3회가 지난 어느 날 아침, 병원에 가기 전에 머리를 감는데 세숫대야에 머리카락이 한 움큼 빠져 있는 것을 발견했다. 치료를 받으면서도 자신감과 웃음을 잃지 않던 그녀였는데, 그날 아침에는 거울을 보지 못할 정도로 바뀐 자신의 모습에 화가 났다. 이후 초라한 자신의 모습에 대한 분노가 우울증과 불면증으로 이어졌다. 치료의 부작용과 우울증으로 잠을 제대로 잘 수가 없고 식사도 맘껏 하지 못하게 되니 극단적인 생각이 들었다.

'관 속에 들어가면 통증과 메스꺼움도 느끼지 않고, 머리 빠진 내 모습을 보여주지 않아도 되니까 편해질 텐데.'

우울과 불면 증상이 심해지자 나는 그녀에게 정서적으로 지지를 보내며 수면제를 처방했다. 우여곡절 끝에 항암치료를 마치고 서서히 회복을 향해 가던 어느 날, 수면제에 의지하지 않고 자야겠다는 생각이 떠올랐다며 스스로 수면제 양을 반으로 줄이기 시작했다. 며칠 뒤에는 아예 수면제를 먹지 않고 잠들었다. 평소처럼 오래 잘 수는 없었지만 서너 시간 정도는 약 없이도 잘 수 있었고, 그런 자신 모습이 대견하게 느껴졌다.

'거봐, 수면제 없이도 잘 자잖아. 나는 다시 건강해질 거야!'

이때의 성취감과 행복의 경험은 암을 이겨낼 수 있다는 자신감을 되찾아줬다.

그녀의 변화 과정을 옆에서 지켜본 나도 그녀만큼이나 기뻤던 기억이 난다. 이처럼 다른 사람의 지시에 의해서가 아니라 직접 몸으로 느끼고, 생각을 바꿔야 치료가 되는 것이다. 권유연 씨의 이야기를 통해 여러분에 꼭 해주고 싶은 말이 이것이다.

적극적인 생각과 태도는 항암치료나 건강 회복에 큰 도움을 준다. 암을 이겨내는 핵심이자 두 번째 건강습관이 바로 '적극적인 자세'다. 변화의 주체는 자기 자신이어야 한다. 지금의 고난을 극복하는 과정은 누구도 대신해줄 수 없다. 보호자, 의료진, 친구 등은 모두 환자가 적극적으로 문제를 해결하려고 할 때 지지하고 도와줄 수 있다. 건강, 가족, 직장, 관계 등의 문제는 적극적인 관심이 있어야 영향력을 발휘

하고 통제할 수 있으며, 충분히 변화시킬 수 있는 것들이다. 건강을 회복하고 있는 지금, 자신이 할 수 있는 것들이 무엇인지 좀 더 고민해보자.

세계적인 리더십 권위자인 스티븐 코비(Stephen R. Covey)는 저서 《성공하는 사람들의 7가지 습관(The Seven Habits of Highly Effective People)》에서 "사람들의 말은 '자신을 얼마나 적극적인 사람으로 보는가'에 대한 아주 좋은 측정 기준이 된다"고 말했다. 그는 "남편이 나를 화나게 했어요"가 아니라 "나를 화나게 했지만 나는 내 감정을 조절할 수 있어요"라고 주도적인 말로 변환할 수 있어야 어느 분야에서든 성공할 수 있다고 설명했다.

이 말은 곧 "나는 그 치료를 어쩔 수 없이 받아야만 해"가 아니라 "나는 내 몸을 위한 가장 효과적인 치료를 선택했어"라고 말하는 것이다. 자신의 선택을 포함한 주도적인 말투는 스스로를 삶의 주체로서 적극적인 자세를 갖게 한다. "말이 씨가 된다"는 말처럼 소극적인 말은 소극적인 행동을 부르고, 부정적인 말은 비극의 예언이 될 수 있다. 따라서 주도적인 말을 쓰며 삶의 풍경을 바꿔보기 바란다.

버킷 리스트를 통해
하고 싶은 일을 찾자

병사가 전쟁을 마치고 집으로 돌아가는 발걸음은 생각만큼 가볍지 않다. 오랜 시간 싸우느라 신체적·정신적으로 무척 지쳐있을 터이다. 암과의 전쟁을 치룬 환자도 마찬가지다. 삶의 전부를 차지하던 병에서 벗어나 일상생활로 돌아가게 된 것은 스스로를 무척 자랑스러워해야 할 일이다. 그러나 기대와 달리 처음에는 그동안에 쌓인 피로와 마음의 짐 때문에 무언가를 계획할 여력이 없다.

'이제 어떻게 살아야 하나' 고민될 때 가장 즐거운 일에서 방법을 찾을 수 있다. 바로 '버킷 리스트'를 작성해보는 것이다. 환경, 돈, 책임, 현재 건강 등 모든 제약을 떠나 하고 싶었던 일들을 마음껏 써 내려가면 된다.

버킷 리스트는 2007년도에 개봉한 영화 〈버킷 리스트(The Bucket List)〉에서 사용된 말로, '죽기 전에 해보고 싶은 소망'을 적은 목록을 말한다. "우리가 인생에서 가장 많이 후회하는 것은 살면서 한 일들이 아니라 하지 않은 일들이다"라는 명대사가 큰 화제가 되며 다양한 곳에서 널리 사용되고 있다. 나도 일상으로 복귀하는 환자들에게 적극적으로 추천하고 있다.

준비물은 노트와 펜만 있으면 된다. 쓰는 방법도 아주 간단하다. 내가 가장 좋아했던 일, 가장 꿈꿔왔던 일을 한 줄씩 써본다. 치료하는 도중에 가장 하고 싶었던 일이나 그전에 하지 않아서 후회했던 일들도 함께 써 내려간다. 여기서 주의할 점은 '환상은 제외'라는 것이다. 투명인간 되기, 온 집안을 돈으로 꾸미기, 왕자님과 결혼하기 같은 판타지 말이다.

버킷 리스트는 막연한 꿈이 아니라 실제로 '이룰 수도 있는' 꿈을 적는다. 세계일주하기, 자격증 따기, 시골에 전원주택 짓기, 대학원 다니기 같은 꿈에서부터 가족 앨범으로 책 만들기, 엄마와 여행가기, 아내와 좋은 레스토랑에 가서 저녁 먹기, 추억의 초등학교 찾아가기처럼 일상적이고 거창하지 않아도 된다.

작성이 끝나면 하나씩 이루면서 목록을 지워야 한다. 자신의 꿈에 도전하고 이루는 과정은 삶의 만족도를 크게 높이며 회복에도 큰 도움을 준다. 나만의 버킷 리스트 중에서 가장 쉽게 할 수 있는 것부터 시작하고, 하나씩 지워가다 보면 성장하고 있는 스스로를 발견하게 될 것이라 확신한다.

버킷 리스트의 가장 큰 효과는 지난날을 돌아보며 진정으로 즐거워하는 일을 발견하고, 앞으로 삶의 방향을 계획하는 데 더 많은 가능성을 열어준다는 점이다. 일, 여행, 취미, 공부, 봉사 등의 다양한 목록은 여러분을 더 나은 삶으로 이끌어줄 것이다.

주도적으로 행복을 붙잡아라

어떤 문제나 일에서 좋은 결과를 기대하려면 적극적인 자세로 임해야 한다. 즉 자신이 주체가 되어 이끌어야 한다. 능력이 있어도 소극적인 자세로 대한다면 행복과 성공을 쟁취하기 어렵고, 반대로 능력이 부족해도 긍정적이고 적극적인 사람은 주변 사람들에게 지지를 받으며 모자란 부분을 채울 수 있다. 긍정적인 마음과 적극적인 자세는 자신뿐 아니라 주위에 행복의 바이러스를 퍼뜨린다.

모두에게 사랑받으려고 하지 마라

많은 사람에게 인정받고 사랑받으면 좋겠지만, 누군가는 뒤에서 불평을 토로할 수 있다. 이런 이야기를 들으며 속상해하지 말고 당신을 지지하고 공감하는 사람들과 어울리면 된다. 단 한 번뿐인 인생인데 모든 사람에게 사랑받으려다 보면, 다른 사람들의 말과 시선에 휘둘리게 된다. 눈치 보며 살아간다는 것은 엄청난 시간 낭비다. 자신에게 가장 중요하고 소중한 것에 집중하자.

지금이 가장 소중하다는
염기철 씨

이제 30대 후반인 내가 위암에 걸릴 줄은 꿈에도 생각하지 못했습니다. 암은 나이가 많은 사람들만 걸리는 병인 줄 알았습니다. 위 절제 수술을 받고 두 달 뒤 직장으로 복귀했습니다. 회사의 도움으로 전보다 조금은 더 편한 업무를 하게 됐습니다. 동료들도 일이든 음식이든 내게 부담이 가지 않도록 세세하게 배려해줘서 무척 감사했습니다. 그럼에도 한편으로는 누군가에게 도움받는 신세가 되었다는 것이 참을 수 없을 만큼 괴로웠습니다.

어릴 때부터 공부를 잘했고 남들 부러워하는 대기업에 취직해서 안정적인 수입으로 잘 살아왔습니다. 내 노력으로 말이죠. 그래서 누군가의 기대를 받는 것이 익숙했고, 그것이 곧 내 자신감이었습니다. 항상 웃으며 감사하다는 말을 달고 살았지만, 사실 마음속으로는 그 누구와도 말하고 싶지 않을 정도로 절망적이었습니다. 퇴근해서 집에 오면 아무 의욕 없이 멍하니 천장만 바라봤습니다. 아무에게도 이런 속마음을 털어놓을 수 없다는 것이 더 힘들었습니다.

그러던 어느 주말, 침대에 누워 있는데 벽에 걸린 십자가가 햇빛을 받아 환해졌습니다. 창문을 넘어 들어온 햇빛이 십자가를 비춘 것입니다. 그제야 떠올랐습니다. 그동안 기도를 잊고 있었다는 것, 햇빛이 이렇게도 아름답다는 것, 그리고 방안은 계속해서 따뜻했다는 것을 말입니다.

기도를 하며 마음의 안정을 찾았습니다. 답답했던 속마음을 털어놓으며 다시 한번 내 삶의 의미와 가치에 대해 생각했습니다. 그러자 왜 예전처럼 행복해질 수 없다고 생각했는지 모를 만큼 세상이 다르게 보이기 시작했습니다. 내 곁에는 무한한 사랑을 주는 가족들이 있고, 함께 있으면 편안하고 즐거운 친구들이 있었습니다. 그들은 어떤 상황이 오더라도 항상 나를 믿고 기다려줄 소중한 사람들이었죠. 한때는 암 때문에 절망했지만 그 순간마저도 내게 충분히 의미 있는 경험이었다고 생각해요. 어려움을 견뎌낸 내가 대견하고, 전보다 더 강해졌다고 믿습니다.

과거에 어떤 일을 겪었는지는 살아가는 데 크게 중요하지 않다는 것을 깨달았습니다. 가장 중요한 것은 바로 '지금'이죠. 우리는 매일매일 숨 쉬고 살아가는 것이 허락된 축복받은 사람들입니다. 지금 이 순간을 소중하게 여기길 바랍니다.

암 경험자는 물론 건강한 사람도 가장 어렵게 생각
하는 것이 운동이다. 운동이 몸에 좋다는 것은 과학
적 증거를 열거하지 않아도 이미 누구나 알고 있는
사실이지만, 실천하지 못하는 경우가 많다.
"시작이 반이다"라는 말이 있듯이 너무 어렵게 생각
하지 말고 아주 작은 활동이라도 일단 몸을 움직여
보자. 가볍게 걷는 것부터 시작해 규칙적으로 점차
늘려가다 보면, 마치 순풍에 돛대를 단 것처럼 운동
이 즐거워지는 습관을 자연스럽게 얻게 될 것이다.

작은 발걸음이 모여
건강을 만든다

•● 규칙적인 운동 ●•

"

수술 한 달 뒤, 걷기 운동을 시작했습니다.

처음에는 20미터도 못 걸어

땀이 나고 힘들어서

사람들이 보거나 말거나 길에 주저앉았습니다.

차츰 힘을 내어 300미터, 500미터,

거리를 늘려 걷기 시작했고, 이제는 매일

4~5킬로미터를 걷고 있답니다.

걸을 때의 상쾌한 기분이 좋아서

운동을 계속할 수 있는 힘을 줬어요.

내 두 다리로 씩씩하게 걸을 수 있다는 것은

지금껏 몰랐던 삶의 또 다른 즐거움입니다.

_45세, 주성영 씨

"

운동은 건강한 삶의
기본이다

약 10년 전 국립암센터에서 기획조정실장을 맡은 적이 있다. 업무 스트레스와 잦은 회식으로 주말이 되면 피로를 덜기 위해 집에서 잠만 자거나 빈둥거렸다. 그러다 어느 날 이런 생각이 들었다.

'내가 피곤하고 힘든 것은 현재의 업무가 많아서 고된 이유도 있지만 그 정도의 업무를 감당할 수 없는 체력 부족 때문이 아니겠는가. 그래서 피곤하고, 피곤하기 때문에 늘어질수록 체력이 더 떨어질 것이고, 그러면 더 피곤해지는 악순환이 반복될 것이다. 피곤을 이기는 것은 체력을 키우는 일이다. 체력을 키우는 것은 운동이다. 운동은 심폐 기능을 좋아지게 하고, 근력을 강화해 체력을 키우고, 지금의 피로를 극복해줄 것이다.'

그래서 평일 하루는 걷기와 달리기를 하고, 주말에는 주변의 산을 혼자 걸어 올라가기 시작했다. 그렇게 하다 보니 어느덧 체력이 좋아져서 피로가 많이 사라지고 건강에 대한 자신감도 높아졌다. 이제는 습관적으로 주말만 되면 등산이 하고 싶어진다. 안 하면 오히려 더 피곤하고 집중이 잘 안 돼서 등산 가방과 스틱, 물을 챙겨 나서는 나를 발견하게 됐다. 등산할 수 있는 사람이 있으면 어떻게든 시간을 맞춰 함께하기도 했다. 나는 이렇게 악순환의 반복을 선순환으로 바꿨다. 그래서 환자들에게 자신 있게 권한다.

"가벼운 마음으로 우선 걷기라도 시작하세요. 너무 많은 것을 한 번에 달성하려 하지 말고 규칙적으로 하다 보면 체력이 좋아지고, 더 많은 시간을 할애하고, 강도를 높이며, 자신감을 갖게 됩니다."

우리 몸은 채집과 수렵을 하기 위해 계속 걷도록 진화되어 있어서 근육을 사용하지 않으면 퇴화되고 지방이 늘어난다. 운동은 쌓이는 지방을 근육으로 바꿔 체력을 키우고 어떤 건강기능식품보다 강력한 면역력 강화 효과를 준다. 그래서 모든 의사가 환자에게 운동하라고 그렇게 강조하는 것이다.

미국 암협회(ACS)의 다양한 연구 결과를 보면 암 초기와 치료 중에 병행하는 적당한 운동은 삶 전반, 즉 신체 기능, 피로, 삶의 질을 개선하고 재발률을 낮췄다. 또 치료가 뼈에 미치는 부작용, 근력 약화, 정서적 고통 등을 완화시키는 데도 효과가 있다는 것이 입증됐다. 치료를 마치고 시간이 경과할수록 부작용들이 사라지는 것이 일반적이나 때때로 만성 피로, 신경통, 미각과 후각의 변화, 연하곤란(음식물이 입에서부터 위로 통과할 때 장애를 받는 증상), 설사, 변비 같은 후유증이 남는 경우도 많다. 따라서 치료 초기부터 운동을 생활화해야 한다.

 암 환자뿐 아니라 운동은 남녀노소 누구에게나 이익이 되는 건강한 삶의 기본이다. 이 외에도 운동의 효과와 중요성은 셀 수 없이 많다. 앞으로 차근차근 알아가며 함께 운동 계획을 세워보자.

우리 몸이 가진
자연 회복력을 끌어올려라

진료실에서 환자와 상담을 마치기 전에 나는 늘 운동을 권유한다. 그러면 대개는 건성으로라도 "알겠다"고 대답한다. 어떤 사람은 "가만히 있는 것도 힘든데, 무슨 운동이냐?"며 반문하기도 한다.

암의 경우에는 성공적으로 치료했다고 하더라도 후유증이 오래 지속되기 때문에 처음에는 휴식과 안정이 우선이다. 그러나 조금이라도 걷고 움직일 수 있다면, 체력의 한도 내에서 활동하거나 운동하려고 노력해야 한다. 우리 몸은 사용하지 않을수록 퇴화되고, 사용할수록 발달하기 때문이다. 그래서 나는 환자들에게 말한다.

"움직여야 삽니다."

그럼에도 암 경험자 중 겨우 10퍼센트 미만이 치료 중에 운동을 하고, 치료 후에 운동을 하는 경우도 20~30퍼센트밖에 안 된다. 수술이나 의학적 치료가 끝났다고 해서 모든 위험에서 벗어나는 것이 아니다. 방심하는 순간 심혈관 질환이나 당뇨, 골다공증 같은 만성질환에 노출될 위험이 높고, 운동 부족에 따른 과체중과 비만이 재발과 사망률을 증가시킨다.

유방암 경험자 933명을 대상으로 한 연구에서 암 진단 후 신체 활동량이 늘어난 사람들의 사망 위험이 45퍼센트 낮아진 반면 활동량이 줄어든 사람들의 사망 위험은 약 4배나 증가된 것으로 나타났다.

우리 연구팀 역시 2001년부터 2006년까지 수술과 항암치료를 받은 폐암 경험자 809명을 5년간 추적 관찰한 결과, 수술 후 운동량이 1주일에 150분 이하인 환자의 사망 위험이 1.5배 높은 것으로 나타났다. 이처럼 운동량이 부족하면 신체적·정신적 기능을 감소시켜 삶 전체의 질을 낮춘다. 치료가 끝나더라도 누워 있기보다는 운동을 통해 우리 몸이 가진 자연 회복력을 최대한 끌어내야 한다.

다음의 13가지 운동 효과는 우리가 운동하는 시간을 더 많이 늘려야 하는 동기를 강화해줄 것이다.

🍃 규칙적인 운동이 가져다주는 13가지 효과

1. 잠을 잘 잘 수 있다.
2. 근력과 체력을 유지하거나 증가시킨다.

3. 기분이 맑아진다.

4. 장보기, 청소, 목욕 등 일상생활이 쉬워진다.

5. 편안함과 안정감을 준다.

6. 자신감을 높인다.

7. 만성질환을 예방한다.

8. 적극적으로 활동하게 된다.

9. 몸이 유연해진다.

10. 식욕이 좋아지고 소화가 잘 된다.

11. 계단을 쉽게 오르내릴 수 있게 된다.

12. 면역력이 높아진다.

13. 가족, 친구, 동료와의 관계가 좋아진다.

아직까지 모든 암에 대해 연구된 바는 없지만, 운동이 암 재발과 사망률에 미치는 결과에 대한 정확성을 높이기 위해 20개의 연구를 살펴봤다. 그 결과 운동하고 있던 유방암, 대장암, 직장암, 난소암, 전립선암 환자들의 재발률이 낮아졌고, 생존 기간이 길어진 것으로 나타났다. 특히 이차 암 예방에도 좋은 영향을 미쳤다.

암에 걸리면 무조건 쉬어야 한다는 생각을 버리고 자신에게 맞는 운동 계획을 세워보자. 암을 경험한 사람은 소소한 운동이라도 평생의 습관으로 쌓아가는 노력이 필요하다.

질환별 운동은
따로 있다 ①

폐암과 대장암, 직장암은 국내 암 발생률은 물론 사망률에서 늘 상위
권을 차지한다. 전립선암 역시 연령대가 낮아지며 40대 이후 중장년
층에서도 늘고 있는 추세다. 암에 걸리는 원인은 환경적·유전적으로
다양하지만, 운동 부족이 암과 밀접한 관계가 있다는 생각은 하지 못
한다.

　여기서는 폐암, 대장암, 직장암, 전립선암 치료 후에 운동이 얼마나
중요한 역할을 하는지, 각 질환에 맞는 적절한 운동을 살펴보고자 한
다. 암 종류와 치료 단계에 따라 부작용과 후유증이 다르기 때문에 주
의사항을 파악해서 운동 계획을 짜는 것이 중요하다.

🍂 폐암

폐암을 겪은 사람은 수술이나 방사선 치료로 폐의 일부를 절제했기 때문에 호흡 곤란을 겪을 수 있다. 불안, 피로, 근력과 심폐 기능 저하 등을 호소하는 경우도 많다. 이때는 줄어든 폐의 면적을 대신해 체내 환기가 가능하도록 호흡 운동과 스트레칭, 유산소 운동을 병행하는 것이 좋다. 특히 평상시에 어깨와 가슴을 펴고 허리를 세워서 바르게 앉는 습관을 갖는 것이 무엇보다 중요하다.

먼저 배로 호흡하는 복식호흡이나 풍선 불기, 촛불 불기처럼 오래 숨을 내뿜을 수 있는 운동으로 시작한다. 그 다음은 어깨를 돌리거나 두 팔을 쭉 펴는 만세 자세 같은 스트레칭으로 굽어진 상체를 세우고 어깨를 펴준다. 스트레칭은 통증이 느껴지지 않는 정도로 수시로 하는 것이 좋다. 가슴 부위의 유연성을 향상시켜 폐가 충분히 부풀 수 있도록 도와주기 때문이다.

그리고 운동은 호흡, 어깨, 가슴 스트레칭 순으로 쉬운 것부터 시작해서 유산소 운동으로 점차 늘려가는 것이 좋다. 주의할 점은 앉아서 시작하고, 본격적인 운동을 할 때는 천천히 호흡을 고르면서 해야 한다. 식후 2시간 이후에 운동하는 것이 가장 좋고, 몸 상태가 좋지 않을 때는 즉시 중단하고 가장 편안한 자세로 휴식을 취하도록 하자.

🐾 대장암, 직장암

대장암, 직장암의 주요 원인은 동물성 지방을 과도하게 섭취하거나 칼슘과 비타민 D 부족, 비만, 과체중 등이다. 활동이 많은 사람이 그렇지 않은 사람보다 대장암, 직장암에 걸릴 위험이 약 30~40퍼센트 낮다. 따라서 몸을 많이 쓰거나 운동을 하는 것이 1차 예방법이다. 장시간 사무실에 앉아서 일하는 직장인의 경우에는 매일 30분 이상 빠르게 걷기나 자전거 같은 중강도 운동을 생활화해야 한다.

지금까지 나온 의학 연구들은 중강도 이상의 활발한 운동이 대장암, 직장암 환자의 신체 기능을 높이고 삶의 질을 향상시킨다고 발표했다. 재발을 낮추고 사망률을 떨어뜨린다는 보고는 이미 잘 알려진 사실이다. 특히 비만 남성에게서 대장암이 발생할 위험이 24퍼센트 이상 높다. 규칙적인 운동은 비만을 예방하고 장의 연동 운동을 활발하게 만들어서 대장암을 예방하는 효과가 있다.

매일 30분 이상 운동하는 것이 힘들다면 1주일에 2~3일이라도 운동하는 날을 정해서 1시간 이상 빠르게 걷는 습관을 만드는 것도 좋다. 집에서도 쉽게 할 수 있는 근력 운동이나 코어 운동은 변실금 같은 장기능 장애나 성기능 장애를 줄일 수 있고, 골반저근의 근육을 강화할 수 있는 케겔 운동으로도 일상생활 속 불편함을 줄일 수 있다.

케겔 운동은 골반 주변의 항문, 질, 요도 입구를 쥐어짜듯이 (몸 안으로 당긴다는 느낌으로) 수축하는 것이다. 최대한 수축한 다음 약 10초간을 유지하고 힘을 뺀다. 이때 숨을 참지 않고 자연스럽게 내쉬면서 배, 엉덩이, 허벅지 등 다른 근육에 힘이 들어가지 않도록 집중해야 한다. 이렇게 수축했다 풀었다 하는 동작을 매일 수시로 반복하는 것이 좋다.

단 장루(인공 항문)가 있는 환자는 탈장의 위험이 있기 때문에 수중 운동이나 복부에 힘을 주는 운동을 자제해야 한다. 무거운 물건을 옮기거나 윗몸 일으키기, 웨이트 트레이닝 같은 운동도 피해야 하며, 축구, 농구 같은 신체 접촉이 심한 운동도 완전히 회복되기 전까지는 하지 않는 것이 좋다.

● 전립선암

전립선은 남성에게만 있는 장기로 성기능에 관여한다. 전립선암의 원인은 정확하게 밝혀진 것이 없으나, 특히 비만이 암 발생과 사망률을 늘린다고 알려져 있다. 암 경험자 중에서 체중이 늘어난 사람들의 재발률이 두 배나 높았다.

전립선암은 남성호르몬 억제 치료를 받기 때문에 뼈의 강도가 약해지고, 근육양이 줄어들며, 지방이 늘어나는 변화가 생긴다. 가장 흔한 합병증으로 요실금과 발기부전 등이 있다. 대부분 1년 안에 자연 회복되지만 운동을 병행하면 회복 속도가 더 빨라지고, 사망률도 감소한다. 따라서 전립선암 환자와 경험자에게 규칙적인 운동은 필수다.

암에 따른 부작용을 최소화하기 위해서는 대장암, 직장암과 마찬가지로 케겔 운동을 생활화하는 것이 도움이 된다. 본격적인 운동을 시작할 때는 무거운 기구를 사용하는 헬스보다 맨손 운동이나 탄력밴드를 이용한 가벼운 근력 운동이 좋다.

질환별 운동은
따로 있다 ②

유방암은 여성에게서 가장 흔하게 나타나는 질환 중 하나다. 2016년 보건복지부는 전체 여성 암 환자 중에서 갑상선암이 23.6퍼센트로 가장 많고, 다음으로 유방암이 17.6퍼센트를 차지한다고 발표했다. 유방암과 여성생식기에만 나타나는 자궁내막암, 난소암, 자궁경부암 등 부인암은 사망률이 높다고 알려져 있지만, 정기적인 검진으로 조기에 발견하거나 건강한 생활습관으로 예방과 치료가 가능하다.

유방암과 부인암 치료 후에는 수술 부위의 통증이나 림프부종, 요실금, 배뇨장애, 성기능 장애, 우울증 같은 다양한 후유증이 동반될 수 있다. 이때 규칙적인 운동이 생존율을 높일 뿐 아니라 건강 회복과 심리 안정에 큰 도움을 준다.

🍒 유방암

유방암 환자와 경험자들은 적정 체중을 유지하는 것이 가장 중요하다. 항암치료나 호르몬 치료를 받으면 지방 조직이 증가되며 체중이 늘기 때문에 지방을 줄이는 노력과 함께 근육량을 늘리는 운동에 초점을 맞춰야 한다. 체중을 감량하면 유방암 발병 요인인 여성호르몬 에스트로겐(estrogen)과 성호르몬 관련 글로블린(globulin), 염증 수치에서도 긍정적인 효과가 있다는 연구가 있다.

그래서 적극적으로 운동하는 유방암 환자가 그렇지 않은 환자보다 생존율이 더 높다. 예방 단계에서도 운동이 무척 중요하다. 출산, 모유 수유 경험이 없거나 이른 초경, 늦은 폐경 등 에스트로겐에 노출된 기간이 길수록 유방암 위험이 높아지는데, 운동을 하게 되면 성호르몬 농도가 떨어져 유방암을 예방할 수 있다.

320명의 폐경 여성을 대상으로 한 연구에서도 활동량이 적은 비만의 폐경 여성들을 운동 프로그램에 참여시키자 이들의 성호르몬 농도가 낮아지며 유방암 위험도 역시 낮아진 것으로 나타났다. 유방암 환자들이 자주 겪는 림프부종의 경우에도 마찬가지였다. 비만은 림프부종의 위험 요인이기 때문에 체중을 감량하면 치료에 효과가 있다.

수술 초기에는 목이나 어깨 돌리기, 가슴 근육을 늘릴 수 있는 가벼운 스트레칭 동작을 꾸준히 실시하고, 이후 서서히 운동량을 늘리는 것이 좋다. 요가나 필라테스, 탄력밴드 등을 활용한 유연성 운동은 근육을 부드럽게 만들고 림프액의 흐름을 원활하게 해준다. 빨리 걷기에서부터 조깅, 수영, 자전거 같은 유산소 운동이 림프액의 흐름을 원활하게 해서 부종을 예방하고 체중 조절에 도움을 준다. 이때 근력 운동을 병행하면 체지방을 줄이는 데 더욱 효과적이다.

🍇 자궁내막암, 난소암

부인암 중에서 자궁내막암은 네 번째로 흔히 나타나는 질환이다. 이른 초경, 늦은 폐경 등 많은 발병 원인이 있었지만, 그중에서도 비만은 가장 큰 위험 요인이다. 자궁내막암 환자의 70~90퍼센트가 비만이라는 통계 결과가 있다.

난소암은 부인암 중에서 사망률이 가장 높은 것으로 알려져 있으나 초기의 경우, 특히 18~30세 사이에 운동을 하면 생존율을 높인다는 연구 결과가 있다. 그리고 조기에 발견해 치료할 경우 완치율이 90퍼센트 정도이기 때문에 무조건 겁먹을 필요는 없다. 따라서 평소에 운동과 적극적인 건강검진을 습관화하는 것이 중요하다.

부인암 치료 후에는 아랫배에 통증이 오거나 요실금, 배뇨 장애, 하체 림프부종 같은 후유증이 동반될 수 있고, 반복되는 항암치료로 정신적으로 지칠 수 있다. 규칙적인 운동은 치료 보조 역할뿐 아니라 재활과 정서적인 안정에 도움을 주기 때문에 필수적이다. 특히 골반과 척추를 중심으로 몸의 유연성과 근력을 키워주는 코어 운동이 좋다.

생활에서 쉽게 하기 좋은 운동은 걷기나 수영(또는 물속에서 걷기) 같은 유산소 운동과 요가, 스트레칭, 플랭크, 케겔 운동 등이 있다. 하루에 1~2회 정도, 30분 이내로 실시하고, 낮은 강도에서 점차 강도를 높이며 운동하는 것이 안전하다. 림프부종이 있는 경우에는 압박 스타킹을 신고 운동하는 것이 좋다. 그리고 운동을 마친 후에는 바닥에 누워서 벽이나 베개 위에 다리를 올리고(심장보다 높은 위치면 된다) 10~30분 정도 가만히 누워서 몸을 이완시키는 것을 추천한다.

무엇이든 시작할 때는
서두르지 말자

본격적으로 운동 계획을 세울 때는 현재 몸 상태와 신체적 제한, 운동 경험 등을 고려해야 한다. 치료가 끝나도 피로가 많이 쌓인 상태이기 때문에 조심스럽게 접근해야 한다. 열심히 운동하면 더 빨리 건강해질까 싶어서 무리하게 운동하는 사람들이 있다. 그러나 욕심은 절대 금물이다. 시작할 때는 서두르지 않고 단계를 따라하는 것이 다치지 않고 더 빨리 건강해지는 지름길이다.

운동처방의 4가지 구성요소를 고려해서 내 몸이 감당할 수 있을 정도의 운동 계획을 세워보자. 선호하는 운동을 선택할 수도 있지만 가급적 처음에는 유산소 운동을 기본으로 시작하기를 권한다.

🍃 운동 종류

어떤 운동을 해야 할까? 운동 형태에 따라 나타나는 효과가 다르기 때문에 각 운동을 반복할 때 더 큰 효과를 볼 수 있다. 심장과 폐의 기능을 증진시키는 유산소 운동과 근육을 이완시켜주는 유연성 운동이 재활의 필수 요소다. 근력 운동은 무리하지 않는 선에서 1주일에 최소 두 번 이상 시행한다면 근육에 힘이 생겨 뼈가 약해지는 것을 예방할 수 있다.

운동 형태	운동 효과	운동 종류
유산소 운동	심장과 폐의 기능을 높이는 운동	걷기, 달리기, 수영(또는 물속에서 걷기), 자전거 타기, 에어로빅, 테니스, 배드민턴, 골프, 등산, 인라인 스케이트, 댄스, 계단 오르내리기 등
유연성 운동	근육을 이완시키고 관절을 움직이는 운동	스트레칭, 요가, 필라테스 등
근력 운동	근육에 저항을 주고, 뼈를 강화시키는 운동	웨이트 트레이닝, 팔 굽혀 펴기, 기구 운동 등

🍃 운동 빈도

얼마나 자주 해야 할까? 1주일에 5회 이상이 가장 바람직하지만,

운동을 처음 시작하는 사람에게는 무리일 수 있다. 초반에는 주 2~3 회 정도로 시작해서 서서히 늘려나가면 된다. 여기서 주의할 점은 몰아서 운동하지 말고 조금씩 여러 번 나눠서 운동하는 것이다.

✿ 운동 시간

얼마나 오래 하는 것이 좋을까? 미국 보건복지부에서는 18세에서 64세까지의 사람들에게 1주일에 150분 이상 중강도 운동 또는 75분 이상 격렬한 고강도 운동을 권고하고 있다. 중강도 운동은 운동하면서 숨이 차오르더라도 옆 사람과 무리 없이 대화할 수 있는 정도이고, 고강도 운동은 숨이 차서 쉬지 않고서는 몇 단어밖에 말하지 못하는 정도를 말한다.

따라서 운동 시간은 1회 15분으로 시작하고, 조금씩 늘려서 30분 이상이 되도록 하는 목표를 세우는 것이 좋다. 또는 하루에 10분씩 3 회에 나눠서 할 수도 있고, 1주일마다 10분씩 늘려가는 방법을 계획할 수도 있다.

65세 이상도 가능하면 이 권고안을 따르되 만성질환이 있는 경우에는 운동대신 다른 활동으로 대체하며 몸을 움직이는 것이 좋다.

✿ 운동 강도

얼마나 힘들게 해야 할까? 운동 강도는 운동 시간만큼이나 중요하다. 가벼운 활동이나 걷기 운동에서 시작해서 살짝 땀이 나고 약간 숨이 차는 정도까지 일정 시간을 유지하는 것이 좋다. 좀 더 적극적으로 운동을 계획할 때는 중강도 운동을 목표로 설정하면 된다. 그 이후 고강도 운동은 개인의 체력에 따라 선택하고, 가능하면 건강 전문가와 상의해서 실행하기를 추천한다. 강도에 따른 구체적인 신체 활동과 운동은 부록을 참조하도록 하자.

운동만큼 배신하지 않는
노력도 없다

이제 1주일 운동 계획을 세우고 몸을 움직여보자. 아래 7단계에 따라 정리하면 계획표를 짜기가 수월해질 것이다.

1단계. 좋아하는 운동 종류를 정한다. 예) 걷기, 조깅, 등산, 수영 등

2단계. 운동 장소를 정한다. 예) 거실, 공원, 헬스장 등

3단계. 가장 현실적인 운동 시간을 정한다. 예) 오전 10~11시 사이 등

4단계. 하루에 얼마나 운동할지를 정한다. 예) 1회에 30분 또는 하루 2회 20분씩 등

5단계. 1주일에 얼마나 운동할지를 정한다. 예) 주 3회, 주 5회 등

6단계. 어떤 강도로 운동할지 정한다. 예) 심박동 수 분당 102~132회 또는 중강도 등

7단계. 계획대로 한다면 운동 목표량을 달성할 수 있는지 점검한다.

운동을 당장 실천하고 싶지만 현실적으로 어려운 상황도 있을 것이다. 그럴 때는 생활 속 활동으로 대체해도 된다. 운동을 할 때 가벼운 저강도 운동에서 점차 늘려가듯이 단순한 활동에서부터 시작해서 활동 범위를 늘리는 것이다. 나이가 많거나 피로감을 쉽게 느끼는 회복 환자의 경우 이 방법을 먼저 추천한다. 생활에서 할 수 있는 활동은 생각보다 다양하기 때문에 지루함을 덜 느끼고 운동 전 입문 단계로 적합하다.

- 엘리베이터 대신 계단 이용하기.
- 짧은 거리는 바른 자세로 걷거나 자전거를 이용하기.
- 최소 2시간에 10분씩 스트레칭하기.
- 만보기를 착용하고 매일 걸음 수 늘리기.
- 취미나 스포츠 동호회에 참여하기.
- TV를 볼 때 제자리걸음이나 스트레칭하기.
- 버스를 이용할 때는 한 정거장 전에 내려서 걷기.
- 화분 가꾸기, 장보기 등 꾸준히 가사 활동하기.
- 아이가 있다면 함께 노는 시간을 늘리기.

이처럼 작은 활동도 꾸준히 하다 보면 기분이 좋아지고 체력이 늘면서 자신감이 생긴다. 활동량을 늘리는 것만으로도 운동하는 것 못지않은 효과가 나타난다.

운동만큼 나를 배신하지 않는 노력도 없다. 꾸준히 노력하다 보면 좋은 결과가 쌓이게 될 것이다. 힘든 암 치료 과정도 이겨온 자신의 힘을 믿고 지금 시작해보자.

작은 실천이 모여
자연스러운 습관을 만든다

운동을 하다 보면 계획한 만큼 유지하는 것이 힘들다고 느낄 때가 있다. 의지가 약하다거나 게으르다며 나를 탓할 문제는 아니다. 누구나 이런 난관을 겪는다. 수십 년의 생활습관을 며칠, 몇 주 만에 바꿀 수 있다는 말 자체가 어불성설이다.

무엇이든 6개월 정도를 반복하고 쌓아야 습관이 된다. 주춤하고 실패하더라도 포기만 하지 않으면 다시 시작할 수 있다. 계획을 유지하는 데 도움을 주는 방법들을 활용해서 다시 한번 용기를 내보자.

🍡 운동 습관을 지속하는 방법

첫째, 스스로를 칭찬하자. 하기 싫은 것을 극복하거나 계획에 성공한 나에게 상을 주는 방법이다. "잘하고 있어", "계속해보자", "해냈구나", "난 할 수 있어", "노력해줘서 고마워"처럼 나에게 응원과 칭찬의 말을 전한다. 다른 사람들에게는 쉽게 건네는 말이지만 정작 나에게 해본 경험은 많지 않을 것이다. 처음에는 민망할 수 있지만 스스로를 운동 코치라고 생각하면 말하기가 쉬워진다.

계획을 지키기 위해 노력하는 일은 얼마나 멋진가? 때로 지키지 못한 날에도 질책보다 응원으로 다독인다면 더 열심히 할 수 있는 힘과 자신감이 생길 것이다. 또한 아주 쉬운 방법으로 운동의 지속성을 높일 수도 있다.

둘째, 나에게 선물을 주자. 목표를 여러 단계로 쪼개고 성공할 경우 언어적인 응원 외에 물리적으로 보상하는 방법도 있다. 나에게 꽃이나 식물, 새로운 운동 장비, 취미에 필요한 물품을 선물하는 것도 좋고, 전시회나 음악회를 감상하고 가볍게 여행을 떠나는 등 기분 좋은 보상으로 스스로를 응원할 수 있다.

셋째, 지지 그룹을 만들자. 친구나 가족들의 도움을 받는다. 지지 그룹에 운동 계획을 말해 두면 주기적으로 체크해줄 수도 있고, 함께 운동하며 직접적인 도움을 줄 수도 있다. 친구나 가족 외에도 거주 지역의 문화센터나 동호회에 가입하기, 이웃, 가족들과 함께 운동하는 날 정하기, 환우들과 모임 만들기 등을 통해 마음이 맞는 사람들을 만날 수 있다.

넷째, 기억 장치를 만들자. 외국어를 공부하듯이 운동 계획과 관련된 메모를 적는다. 그러고 나서 눈에 띄는 곳에 붙이는 것이다. 기억을 돕는 보조 장치라고 할 수 있다. 바쁘게 생활하다 보면 운동하는 것을 까먹을 때가 종종 발생한다. 그리고 알면서도 귀찮아서 그냥 넘어갈 때도 있다. 그럴 때 운동을 생각나게 하거나 쉽게 접근하게 도와주는 몇 가지 요령이 있다.

운동 계획표 또는 내가 운동해야 하는 이유를 적은 메모를 집안 곳곳에 붙이고, 달력에 운동하는 날을 표시해둔다. 현관에 운동복과 운동화를 꺼내 놓으면 운동 준비 시간이 단축되고, 가끔 밖에 나가기 귀찮은 날은 집에서도 할 수 있게 TV 옆에 간단한 운동 기구를 두는 것도 좋은 방법이다. 운동일지를 쓰며 하루하루 변하는 모습을 기록하고 상기시키는 것도 좋다.

이 밖에도 몸을 움직이고 운동을 지속하는 데 동기를 부여해주는 방법이 많다. 운동할 때 좋아하는 드라마를 보거나 음악 듣기, 블로그나 SNS에 올리면서 사람들과 정보 공유하기 등 자신만의 방법을 찾는 것도 운동을 지속하는 새로운 재미가 될 것이다.

나는 주말에는 무조건 등산을 한다. 주로 혼자서 등산하지만 마음이 편한 사람들과 같이 가기도 한다. 함께 걷다 보면 먼 거리도 금세 도착한다. 등산으로 운동이 부족할 경우는 달리기나 걷기로 보충한다. 혼자하면 심심하고 지겨울 때가 있어서 영화나 드라마를 본다. 러닝머신을 할 때도 마찬가지다.

그런데 정확히 말하자면 보는 것이 아니고 듣는다. 등산을 하거나 야외에서 달리기를 할 때는 위험할 수 있기 때문에 귀로 듣기만 한다. 그래서 외국 영화는 우리말 더빙이 된 것만 찾는다. 인터넷이나 휴대폰에서 무료로 볼 수도 있고, 저렴하게 다운받는 방법도 있다.

등산을 하다 보면 좋은 생각들이 떠오를 때가 있다. 그때마다 멈춰서 메모한다. 나중에는 기억나지 않기 때문에 좋은 생각이 들 때 바로 적어야 한다. 이런 것도 내가 운동을 즐기는 이유 중 하나다.

아무것도 하지 않는 것보다 잠깐이라도 하는 것이 낫다

운동은 건강한 삶을 위한 선택이 아닌 필수이자 의무다. 운동 습관 만들기를 미루면 결과적으로 더 많은 시간과 노력을 투자해야 한다. 무리한 계획보다는 자기가 소화할 수 있는 선에게 실천 가능한 쉬운 것들로 계획을 세워보자. 그럼에도 운동을 지속하기 어렵다면 '목표를 달성하는 시간'이 아닌 '시작하는 시간'에 의미를 두는 것도 좋은 방법이다. 작심삼일이라도 7번만 반복하면 21일이 된다. 그러니 매주 새로운 시작으로 작심삼일하자. 순간순간이 모여 반복이 되고, 반복이 되면 비로소 습관이 된다.

움직여야 내 몸이 살고 인생이 변한다

암 치료 후 회복 과정은 지난 삶을 잇는 연장이 아니라 새로운 삶을 준비하는 기간이다. 어리석은 사람은 지나간 일을 후회하며 되돌아보지만, 현명한 사람은 살아갈 날을 고민하며 장기적인 목표를 세운다. 아무리 좋은 목표와 계획이 있더라도 운동을 동반하지 않으면 무용지물이다. 건강을 잃으면 모든 것을 잃게 된다. 아주 작은 활동이라도 일단 몸을 움직여보자. 습관이 되면 나의 운명이 달라진다.

진정한 홀로서기를 시작한
이방호 씨

나는 나름 성공한 사람이었습니다. 회사에서 꽤 높은 자리에 오르며 명예롭게 은퇴했고, 부족하지 않은 형편으로 여유 있게 등산을 다니며 남은 생을 즐기고 있었습니다. 그런데 "인생은 가끔 자신이 원하는 방향과 다르게 흘러갈 때가 있다"는 말처럼 그런 날이 갑작스럽게 찾아왔습니다.

암 선고를 받고 치료를 하면서 가장 힘들었던 것은 마음을 터놓을 수 없는 어려움이었습니다. 아내와 헤어진 후 두 아들을 사회로 독립시키고 나니 내 이야기를 누구에게 털어놓거나 조언을 들을 만한 사람이 주위에 없는 것만 같더라고요. 물론 아들들이 늘 나를 믿고 응원해줬지만, 이런 고민과 어려움을 보여줄 수는 없었습니다. 나는 아버지니까요.

치료를 할수록 몸이 불편해졌고, 몸무게도 줄었습니다. 밥을 소화시키는 것도 힘들고 삶이 예전만큼 만족스럽게 느껴지지 않았어요. 그러나 이 상태로 멈출 수는 없었습니다. 다시 예전의 당당한 아버지가 되기 위해, 내가 만족하는 삶을 위해, 홀로서기를 시작했습니다. 자주적인 삶의 주인으로서 당당하게 일어서고, 그렇게 될 때 사회의 구성원으로서 더 적극적으로 어울릴 수 있을 것이라 생각했습니다.

무리하지 않는 선에서 매일 등산을 했습니다. 좋은 친구들과 함께 등산을 하면서 관계를 더 돈독히 쌓았습니다. 혼자 고민하며 어깨에 짊어지고 있던 무거운 짐들을 조금씩 사람들에게 꺼내 놓으며 함께 헤쳐나가는 방법을 찾아봤습니다. 꾸준히 암센터에서 건강검진을 받고, 혼자 밥을 먹더라도 다양한 식재료로 요리하며 건강을 많이 회복했습니다. 집안일에도 익숙해졌고요.

하루하루를 성실하게 살다 보니 5년의 시간이 흘렀습니다. 그러나 분명 홀로 삶을 살아간다는 것은 쉽지 않은 일이었습니다. 최근 들어 지나온 삶에 대한 후회와 아쉬움이 많이 떠오릅니다. 나이 탓인지 새삼스레 외로움을 느끼기도 합니다. 그렇지만 나는 최선을 다해 살아왔고, 훌륭하게 두 아들을 키워냈으며, 암도 이겨냈습니다. 지금처럼 가끔 주저앉는 상황이 생기더라도 나를 다시 일으켜 세우기 위해 노력할 것입니다.

어디선가 들은 말이 가슴에 각인돼 살아가는 데 큰 지침이 됐습니다.

"삶은 등산과 같고, 내 가족과 친구들은 산길을 같이 오르는 동료와 같다. 산을 오르다 보면 등산로 입구에서 북적대던 그 많던 사람들이 다 어디로 가버렸는지 올라갈수록 사람들이 드물어진다. 그래서 외로워진다. 설사 누군가를 만나서 함께 걸을 수도 있고, 때로는 운이 좋아 정상까지 함께 갈 수도 있겠지만, 대개는 갈림길에서 헤어지거나, 각자의 걷는 속도에 따라서 만나고 또 사라진다."

삶에 대한 기대를 내려놓고 좀 더 가벼운 마음으로 살면 어떨까요. 곁에 있는 사람들을 소중히 여기는 삶이 진정한 성공이 아닐까요.

많은 사람이 건강에 좋다고 하는 특정 음식이나 유기농 식품을 챙겨 먹는 것을 건강한 식사라고 생각한다. 식사는 제대로 하지 않으면서 건강식품과 민간요법이나 대체요법이 '만병통치약'인 것처럼 의존한다. 그러나 우리 몸에 실질적으로 도움을 주는 것은 5대 영양소를 골고루, 그리고 적당량 섭취하는 균형 잡힌 식사다.

건강한 몸은 매일매일 우리 몸에 필요한 여러 가지 영양소를 양적·질적으로 충분히 섭취해야만 가능하다. 아무리 몸에 좋은 음식이나 약이라고 해도 과도하게 섭취하거나 편식, 절식하면 안 된다. 나쁜 음식을 멀리하고 우리 몸이 원하는 음식에 관심을 가지자.

건강
습관
4

좋은 음식을 찾기 전에
나쁜 음식부터 피하라

•● 올바른 식습관 ●•

66

살가죽만 남은 상태에서 치료를 마쳤습니다.
너무 힘들었지만 살기 위해
철저하게 식이요법과 운동을 했습니다.
시간이 지날수록 살과 근육이 붙으면서
몸무게가 정상으로 돌아왔고, 건강해졌습니다.
음식을 먹는 일상이 이렇게 소중한지 몰랐습니다.
지금은 날씬한 몸과 건강한 마음으로
제2의 인생을 즐기려고 합니다.

_49세, 양소운 씨

99

명의라도 식습관을
고쳐줄 수는 없다

음식만큼 질병에 영향을 많이 미치는 것이 있을까? 환자에게 '먹지 말아야 할 음식'을 이야기해주면, "그런 거 다 안 먹으면 무슨 힘이 나겠어요?"라거나 "풀만 먹고 살라는 말인가요?" 하는 반문을 들을 때가 있다. 그럴 때면 나는 다시 이렇게 말한다.

"우리가 병이 생겨 아프면 고통을 느낍니다. 고통은 진통제로 조금은 덜 수 있겠으나, 완전히 없애주지는 못하죠. 큰 병일 경우에는 더더욱 고통을 통제하기 어렵습니다. 그런데 우리는 평소 먹는 음식을 통해 질병을 막을 수도 있고, 앓는 병을 쉽게 낫게 할 수도 있습니다. 음식을 통제하면 미래의 고통을 일으킬 수 있는 질병을 미리 예방하고 통제할 수 있습니다. 그렇다면 환자분은 고통을 통제하시겠어요,

아니면 음식을 통제하시겠어요?"

'균형 잡힌 식사'는 규칙적인 운동과 함께 우리 몸을 보호하고 적정한 체중 유지를 돕는 중요한 건강습관이다. 균형 잡힌 식사란 우리 몸에 필요한 5대 영양소, 즉 탄수화물, 단백질, 지방, 무기질, 비타민이 골고루 포함된 식사를 말한다. "탄수화물이 독이다", "지방이 독이다", "채식 또는 무염식이 병을 낫게 한다" 등의 말을 맹신해서 특정 식품을 과다하게 섭취하거나 반대로 전혀 섭취하지 않는 식사는 우리 몸의 균형을 깨뜨리기 때문에 매우 위험하다.

식습관이 개선되면 치료 효과도 높아진다. 특히 암 환자가 치료를 견디고, 경험자가 회복하기 위해 필요한 체력을 유지시켜준다는 점에서 쉽게 간과해서는 안 될 치료의 필수요소다. 영양소는 각각의 역할이 다르고, 몸 안에서 서로에게 부족한 부분을 보완하고 지탱하는 관계를 이루고 있기 때문에 어느 것 하나라도 부족하거나 과하면 질병이 생기게 된다. 갖가지 재료로 요리해서 즐겁게 먹는 일은 몸의 균형을 바르게 세우면서 우리 삶을 행복하게 만드는 아주 쉬운 비결이다.

🍂 균형 잡힌 식사가 주는 6가지 이점

첫째, 영양 부족이나 과잉으로 생길 수 있는 건강상의 문제점을 막아준다. 지방이나 탄수화물의 과잉 섭취는 과체중과 비만을 야기하며, 비만은 재발이나 이차 암 발생 위험을 높이고, 생존율을 낮출 수 있으므로 유의해야 한다.

적정 체중을 유지하기 위해서는 올바른 식습관과 유산소 운동을 함께하는 것이 좋고, 저체중인 경우에도 마찬가지로 식사만으로 체중을 늘리기보다 운동을 통해 근육량을 늘리는 것이 바람직하다. 단 위암과 폐암이 있는 과체중 환자의 경우에는 무리하게 살을 빼지 말고 현재 체중을 유지하면서 유산소 운동을 병행해야 한다.

둘째, 건강 체중을 유지하게 한다. 건강 체중이란 암에 따른 사망률이 가장 낮고 건강한 상태를 유지하게 하는 적정한 체중이다. 암 치료 후 과체중이나 비만으로 체중이 늘면 좋지 않은 예후를 보인다. 비만뿐 아니라 저체중 또한 사망률의 증가와 관련돼 있다(폐암과 위암이 해당된다).

셋째, 신체 리듬을 유지한다. 우리 몸은 아침, 점심, 저녁, 하루 세 번 식사하는 것에 맞춰 진화됐다. 식사를 거르거나 시도 때도 없이 음식을 섭취하는 것은 몸의 신체 리듬을 깨는 것이다. 가능한 한 정해진 시간에 식사를 하도록 하자.

넷째, 더욱 활동적으로 적극적인 삶을 이끌 수 있다. 말하고 걷고 사람들과 어울리고 집안일을 하고 취미를 즐기는 등 모든 활동에는 에너지가 소요된다. 즉 먹는 행위 자체가 생명을 이루고 유지하는 중요한 역할을 한다. 살아있는 존재라면 누구나 누릴 수 있는 평범한 일상도 충분한 열량과 영양소 없이는 불가능하다. 치료 시작부터 회복할 때까지 잘 먹는 문제가 이처럼 중요한 때도 없다.

다섯째, 암 외에 다른 질병의 발병을 낮춘다. 채소와 과일, 식이섬유의 섭취를 늘리고 지방의 섭취를 줄인 식이요법을 한 사람들에게서 암 외에 다른 질환으로 인한 사망률이 낮아졌다. 균형 잡힌 식사는 당뇨, 고혈압, 소화기계 질환 등 다른 질환의 발병을 확실히 낮추고 있다. 이런 동반 질환들은 암을 겪은 사람들의 생존율을 떨어뜨린다.

여섯째, 삶의 질을 향상시킨다. 꾸준히 균형 잡힌 식사를 한 암 경험자들은 그렇지 않은 사람들에 비해 신체적·정서적 기능이 우월할 정도로 높았고, 통증도 덜했다. 그리고 우울이나 불안, 비관 같은 부정적 성향이 낮았다. 미국 국립암연구소(NCI) 역시 균형 잡힌 식사가 암 환자와 생존자들의 삶의 질을 향상시킨다고 발표했다. 이 같은 식사요법의 연구 결과는 여러 번 강조해도 지나치지 않을 정도로 중요하다.

건강한 식재료와
조리법으로 식탁을 채우자

우리집에서 하얀 쌀밥을 먹은 적이 언제인지 기억조차 안 난다. 집에서 먹는 밥은 항상 잡곡밥이다. 그리고 아침마다 상추나 샐러드, 오이 등 다양한 채소를 먼저 먹고 밥은 나중에 조금만 먹는다. 처음 채소를 먹을 때는 정말 거칠게 느껴졌고 맛이 없어서 고역이었다. 그러나 약이라 생각하고 매일 먹다 보니 지금은 아주 맛있다. 때로는 소스를 뿌려 먹거나 된장에 찍어서 먹기도 한다.

외식할 때는 미리 밥을 적게 달라고 하고, 여럿이 식사하러 가면 밥하나를 빼달라고 한다. 회식할 때는 식탁에 있는 모든 채소가 내 것인양 먹는다. 고기 한 점을 먹을 때도 상추 여러 개에 싸서 먹는다. 후식으로 먹는 국수나 냉면 또는 찌개도 되도록이면 먹지 않는다. 이런 식습관을 가진 후부터 먹는 양이 줄었고 속이 편해졌으며 희망하는 체중을 유지하게 되었다.

위는 근육으로 이뤄져 있기 때문에 음식을 적게 먹는 것이 습관이 되면 위 크기가 줄어들어 많이 먹지 않아도 포만감을 느끼게 된다. 위 크기를 작게 줄여야겠다고 상상하면서 식사를 한다면 폭식을 예방할 수 있고 체중 조절에도 효과적이다.

고혈압이나 당뇨, 비만 같은 대부분의 만성질환이 잘못된 식습관에서 비롯된다. 여기에 술이나 담배, 운동 부족 같은 나쁜 습관과 스트레스, 만성 피로가 쌓이면서 암 같은 무서운 질환으로 확대된다. 특히 기름지고 자극적인 음식, 동물성 식품을 과다하게 섭취할 경우 유방암, 폐암, 췌장암, 전립선암, 직장암의 발병과 재발, 사망률을 증가시키므로 건강한 식재료와 조리법으로 식탁을 구성하는 것이 좋다.

습관은 금방 만들어지지 않는다. "세 살 버릇 여든까지 간다"는 속담처럼 오랜 기간 반복되며 자리 잡았기 때문에 하루아침에 고치는 것이 결코 쉽지 않다. 그래서 할 수 있는 아주 작은 것부터 하나씩 실천하며 좋은 습관을 쌓는 것이 중요하다.

우선 짜고 맵고 단 자극적인 음식과 지방이 많은 음식의 양을 줄이고, 5대 영양소가 골고루 들어간 하루 식단을 구성한다. 영양은 적고 열량은 높은 탄산음료나 술, 버터 등의 섭취를 줄인다. 그리고 흰쌀이나 밀가루를 줄이고, 현미, 통밀, 보리 같은 잡곡의 섭취를 늘리는 것이 감량에 도움이 된다. 건강보조식품은 보조 수단으로만 식사와 병행한다.

바로 식단을 바꾸는 것이 어렵다면 간식을 줄이거나 건강한 간식으로 바꾸는 시도부터 시작해도 좋다. 예를 들어 밀가루로 만든 빵이나 과자 대신 통밀로 만든 과자를 먹고, 조리된 음식 대신 과일과 채소 등으로 입맛을 바꾸는 것이다. 이처럼 조금만 생각해보면 우리 생활에서 쉽게 개선할 수 있는 일들이 눈에 띈다. 음식이 건강할수록 만성질환과 암의 위험이 감소된다는 사실을 기억한다면 한 끼를 먹더라도 몸에 꼭 필요한 영양소를 골고루 채우게 될 것이다.

이때 생활 활동을 늘리거나 운동을 병행하면 훨씬 좋은 결과를 기대할 수 있다. 엘리베이터 대신 계단을 이용하고, 가족이나 친구와 함께 산책을 즐기고, TV를 볼 때는 스트레칭하는 것들이 도움이 된다.

생각을 바꾸고 행동하기를 6개월 정도 반복해야 습관이 된다. 그때부터는 의식하지 않아도 자동적으로 움직이는 자신을 발견하게 될 것이다. 그러므로 중간에 식습관 바꾸기를 실패했더라도 포기하지 말자. 노력하고 있는 자신을 칭찬하면서 다시 시작하면 된다.

늘 적당한 체중을
유지하자

균형 잡힌 식사의 첫 번째 목적은 '건강한 적정 체중'을 유지하기 위함이다. 먹는 행위는 의식주의 한 가지로 매일 반복되는 일상의 중요한 일과다. 사람은 음식을 먹지 않으면 살 수 없다. 음식은 우리 생명을 유지하는 중요한 요소이기 때문에 어떤 것을 어떻게 먹느냐에 따라 병을 키우기도 하고 다스리기도 한다는 사실을 기억해야 한다.

특히 암 환자와 경험자는 진단받기 전보다 더 잘 먹어야 한다. 잘 먹는다는 것은 무조건 배를 채우는 것이 아니라, 규칙적인 시간에 알맞은 열량을 영양소별로 골고루 섭취하는 식생활이다. 암의 치료 과정은 신체적·정신적으로 엄청난 에너지를 소모하는 데다가, 영양결핍이나 불균형으로 면역 체계가 무너지면 암세포는 물론 치료의 부작용과 각종 합병증에 노출될 위험이 높아진다.

건강은 자신의 체중과 표준이 되는 체중을 비교해보는 것에서 시작한다. 미국 암협회는 암 치료 이후 6킬로그램 이상 체중이 증가한 유방암 여성 환자들이 6킬로그램 미만으로 체중이 증가한 환자에 비해 50퍼센트나 더 높은 재발률을 보였으며, 60퍼센트 더 높은 사망률을 기록했다고 보고했다. 비만뿐 아니라 지나치게 체중이 감소해서 저체중인 환자도 그렇지 않은 환자보다 생존율이 낮은 것으로 나타났다.

비단 유방암 환자만의 문제가 아니다. 모든 암 환자가 치료가 끝난 뒤 노력해도 체중이 늘어난다면 담당의에게 도움을 요청해서 정확한 원인을 파악하고 체중을 감량할 수 있는 구체적인 지침을 받는 것이 좋다.

저체중도 비만만큼
위험하다

비만은 거의 모든 만성질환과 암의 주요 원인으로 여겨져 왔지만, 저체중에 대해서는 잘 알려져 있지 않다. 저체중도 비만만큼이나 위험하다. 일부 암에서는 저체중이 정상 체중이나 과체중, 비만보다 더 위험하다는 결과가 있다.

암 환자들은 암 자체나 치료의 부작용 등으로 체중 감소를 경험하게 된다. 병원에서만 봐도 비만인 암 환자는 거의 찾아보기 어렵다. 오히려 얼굴의 광대뼈가 앙상하게 드러날 정도로 마른 사람이 많다. 암세포가 몸의 영양분을 빨아들이기 때문이다. 벼농사를 할 때는 주변에 끊임없이 생겨나는 잡초와 해충을 제거해야 벼가 온전히 건강하게 자란다. 그래서 주기적으로 잡초들을 뽑아내거나 우렁이, 오리 등을 이용해 솎아내는 것이다. 모든 생명이 그렇다. 암세포 역시 잡초 같은 생명력으로 몸의 영양소와 에너지를 가져가며 건강한 세포가 만들어지는 것을 방해한다.

또한 암세포는 치료가 진행될수록 식욕을 사라지게 만들고 소화와 흡수에도 악영향을 미친다. 먹는 즐거움이 괴로움으로 바뀌면서 자연스레 식사량이 줄어들고, 영양 결핍과 체력 저하로 이어진다. 즉 환자가 약해질수록 암세포는 더 강해지는 것이다. 치료가 끝난 후에도 계속해서 체중이 줄거나 저체중 상태를 유지하게 되면 위험성이 더욱 커질 수 있으므로 철저한 관리가 필요하다.

특히 위암은 체중 감소가 많은 암 가운데 하나다. 위암 치료를 받을 때는 부작용으로 구토나 설사, 식욕 저하가 나타나고, 평소와 똑같이 식사를 하더라도 위 절제 수술로 인해 영양소가 몸에 머무르지 않고 통과해서 체중이 줄어들게 된다. 뼈, 근육, 혈관, 면역력 기능 또한 떨어지기 때문에 저체중이 더 위험할 수밖에 없다.

의학적인 치료 외에 일상생활에서 할 수 있는 노력은 영양소가 골고루 이뤄진 건강하고 규칙적인 식사와 지속적인 운동으로 체력을 높여 건강한 세포가 빠르게 재생할 수 있도록 돕는 것이다. 건강한 몸은 생활 관리에다 정서적 안정이 더해질 때 더 큰 효과로 발현된다.

저체중인 사람들의 특징 중 하나는 정서적 예민함이다. 다른 사람과 같은 일을 겪더라도 더 많이 긴장하거나 스트레스를 받고 부정적인 생각에 빠지는 경우가 많다. 마음을 편안하게 하는 것이 가장 좋지만, 이들에게는 무조건 긍정적으로 생각하라는 말 또한 부담이 될 수 있다.

주변 환경이나 스스로에게 문제가 있을 때 그것에 매몰돼 있기 보다는 산책이나 다른 일을 하며 분위기를 바꾸고, 어떻게 하면 내 마음이 건강하고 편안해질까를 더 깊이 생각해보기를 권한다. 인생의 우선순위는 충분히 바꿀 수 있고, 자신을 최상위로 둘 때 할 수 있는 일이 더 많아진다.

음식을
약처럼 다뤄라

암 환자나 경험자는 자신의 경험과 전문가의 조언을 통해 올바른 식습관에 대한 이해가 충분히 있다. 그럼에도 수술과 항암치료, 방사선치료에 따른 부작용으로 충분한 열량 섭취가 부족하다. 건강에 좋다는 보조식품으로 식사를 대신하기도 하지만 영양소가 골고루 채워진 음식을 자신의 치아로 씹고 위에서 소화시키는 제대로 된 식사를 통한 음식 섭취가 이뤄지지 않으면 열량이 부족한 상태가 된다. 이런 상태가 장기적으로 지속되면 영양 결핍 상태를 불러오고, 일상생활 능력을 감소시키며 심한 경우 사망의 원인이 되기도 한다.

저체중의 환자에게 흔히 있는 식욕 부진은 보통 며칠 정도면 사라지지만, 상태에 따라 오래 지속될 수도 있다. 치료가 끝난 후에도 식욕 부진이 계속된다면 재발의 두려움이나 불안, 우울 등 정서적인 문제일 가능성이 크다.

식욕 부진으로 하루 세끼 식사가 충분하지 못할 때는 간식을 통해서 열량을 보충해야 한다. 특히 죽이나 미음만 먹는 경우에는 단백질과 비타민을 공급해줄 수 있는 보충 음료를 마시는 것이 좋다. 음식물을 씹기 힘든 경우에는 포도당 주사나 단백질(아미노산) 용액, 영양 주사들이 필수적이지만, 조금이라도 씹을 힘이 있다면 한식 식단을 준비해 섭취하는 것이 바람직하다.

자극적인 음식이나 기름진 음식, 즉석식품, 패스트푸드는 누구나 멀리 해야 할 대상이다. 그러나 암 환자가 입맛이 없어서 식사량이 줄어들 때는 좋은 음식이 아니더라도 먹고 싶은 음식이나 평소에 좋아했던 음식을 조금은 섭취할 수 있게 해야 한다. 또는 새로운 음식을 시도해보는 것도 도움이 된다. 너무 철저하게 배제할 필요는 없다. 아예 먹지 않는 것보다는 낫기 때문이다. 먹지 못하는 것이 스트레스가 되지 않게 하는 것이 무엇보다 중요하다.

"식약동원(食藥同源)"이라는 말이 있다. "먹는 음식과 약은 근본 뿌리가 같다"는 말로 "음식이 곧 약"이라는 뜻이다. 식사는 그 어떤 것보다 좋은 약이 될 수 있다. 아무것도 먹고 싶지 않더라도 건강한 세포를 위한 약이라고 생각하고 규칙적으로 먹는 습관을 갖도록 하자.

골고루 잘 먹은 식사는
약도 부럽지 않다

기억력이 좋은 사람이라면 어릴 적 교과서에 나오는 한국영양학회의 '식품 구성 탑'이나 '식품 피라미드'를 어렴풋이 떠올릴 수 있을 것이다. 그런데 2010년에 개정되며 '자전거' 모양으로 바뀌었다. 개정된 '식품 자전거'의 앞바퀴는 수분 섭취, 뒷바퀴는 균형 잡힌 식생활, 그리고 자전거는 운동을 나타낸다.

개정된 자전거는 곡류 다음으로 단백질을 많이 섭취해야 한다는 점을 강조하며 채소류와 과일류를 나눴다. 물론 개인의 필요 열량(kcal)과 기호에 따라 식품의 양과 종류는 얼마든지 조정할 수 있다.

건강한 식습관은 재료를 잘 고르고 조합하는 것뿐만 아니라 어떻게 만드느냐에 따라서도 달라진다. 같은 재료를 사용해도 조리법에 따라 열량이 달라지기 때문이다. 예를 들어 감자 1개를 쪄서 먹을 경우 80 칼로리에 불과하지만, 감자전으로 만들면 200칼로리, 감자 크로켓은 280칼로리로 열량이 훨씬 높아진다. 튀김이나 볶음은 기름을 많이 사용해서 열량이 높이므로 되도록 구이나 찜 등의 조리 방법을 활용하는 것이 바람직하다. 육류를 요리할 때는 지방을 제거하고, 닭고기는 기름기가 많은 껍질을 제거하는 것이 좋다.

젓갈이나 절인 생선, 간장에 졸인 음식은 염분의 함량이 많아 과도하게 염분을 섭취할 수 있고, 이는 고혈압을 비롯한 순환기계 질환의 주요 요인이 되므로 줄여야 한다. 그렇지만 무염식을 권하고 싶지는 않다. 음식이 맛이 없으면 식욕이 저하될 우려가 있기 때문이다. 음식의 간을 평소보다 조금만 약하게 해도 충분히 감칠맛을 느낄 수 있을 것이다.

설탕은 암 발생이나 진행에 직접적인 영향을 주지는 않지만, 설탕(꿀, 정제되지 않은 당, 황설탕, 액상과당, 당밀 포함)을 주원료로 하는 음료는 칼로리가 높기 때문에 체중이 증가할 수 있고, 꼭 필요한 영양소의 섭취를 방해하기 때문에 역시 주의해야 한다.

그리고 균형 있는 영양소 섭취만큼이나 중요한 것이 수분 섭취다. 갈증이 없더라도 수시로 물을 마셔야 한다. 개인의 필요열량에 따라 양이 다르지만, 평균적으로 하루에 1.5리터 이상 섭취하는 것이 좋다. 이와 함께 칼슘과 비타민 D 섭취도 무척 중요하다. 암 환자는 일반인에 비해 상대적으로 외부 활동이나 움직임이 적고, 외출이 자유롭지 않기 때문에 비타민 D 결핍이 온다. 칼슘이 부족하면 뼈 기능이 약화돼 골다공증과 우울증이 발생할 위험이 높아진다.

장시간 사무실에 앉아서 일하는 회사원들 역시 마찬가지다. 비타민 D는 자외선을 받아 형성되기 때문에 하루에 10분이라도 밖에 나가서 햇빛을 받아야 한다. 고등어, 참치, 정어리, 연어, 표고버섯이나 효모 등에도 비타민 D가 함유돼 있지만, 비타민 합성을 위해서는 반드시 자외선이 필요하고, 외출이 어려울 경우에는 영양제 복용으로 대체해도 된다.

현재 과학으로는 영양제가 재발의 위험을 낮추거나 생존을 향상시킨다는 근거가 없다. 복합 비타민제나 비타민 C, E 영양제 또한 암에 따른 사망률에 영향을 주지 않는다는 연구 결과가 있다. 따라서 영양제나 치료 보충제는 생화학적으로나 임상적으로 필요하다고 판단된 경우, 제대로 음식을 섭취할 수 없을 때만 보조제로 복용하는 것이 바람직하다.

건강한 식사 계획을
유지하는 방법

건강한 식습관을 꾸준히 실천하기 위해서는 가족이나 주변 사람들, 즉 지지 그룹의 도움을 받는 것이 좋다. 운동 계획을 실천할 때와 같다. 지지 그룹에게 자신의 식사 계획에 대해 점검해달라고 부탁한다면 응원과 격려를 받을 수 있고, 친분을 쌓으면서 함께 장을 보거나 요리를 하며 좋은 정보를 공유할 수도 있다.

메모하는 습관도 계획을 유지하는 데 큰 도움이 된다. 식사 원칙이나 저열량 조리 방법에 대한 메모 등을 집안 곳곳 잘 보이는 곳에 붙여두자. 그러면 음식과 간식을 먹을 때 조금이라도 더 건강하게 먹기 위해 노력하게 되고, 자극도 되기 때문에 식사량을 조절하는 데 도움이 된다.

마지막으로 자신감 키우는 것이 도움이 된다. 꾸준한 실천을 위해서는 앞으로도 잘할 수 있다는 자신감 충전이 중요하다. 이전에 다이어트에 실패했던 경험이 있더라도 매번 이번만큼은 성공하겠다는 다짐을 했던 것처럼 늘 스스로에게 자신감을 북돋는 말을 건네며 포기하지 말자.

- 몸이 힘들고 만사가 귀찮은데도 그것을 극복했을 때는 스스로에게 보상을 해야 한다. 운동과 마찬가지로 "잘하고 있어", "계속해보자", "해냈구나", "난 할 수 있어", "노력해줘서 고마워" 등 나에게 응원과 칭찬의 말을 해준다.
- 자신을 건강식을 만드는 영양사라고 생각해본다. 여러분은 오로지 한 명 VIP 고객을 위해 고민하고 집중하는 뛰어난 영양사다.
- 몸에 좋은 음식을 규칙적으로 섭취하고 있다는 사실을 늘 되뇌며 스스로를 자랑스럽게 여긴다.

이 밖에 다음과 같은 여러 방법이 있다.

- 아침에 일어나면 하루의 식사 계획을 세우거나 계획표를 소리 내어 읽는다.
- 장을 볼 때 5대 영양소가 포함된 식재료를 골고루 구매했는지 살핀다. 미리 살 재료를 적어가는 것도 좋다.
- 식사를 시작하기 전에 식탁에 놓인 음식들을 점검하고, 부족한 부분은 다음 식사

나 간식 때 채운다.

- 계획적이지 않은 음식의 섭취는 줄인다(길거리 음식이나 과식 등).

- 외식할 때는 과식하지 않게 칼로리표를 가지고 다닌다.

- 식사가 끝난 후에는 식사일지를 적어 평가한다.

- 시계나 휴대폰으로 식사 알람을 맞춘다.

습관은 익숙함을 벗어나는 시도로 시작된다

아무리 건강한 식습관에 대해 강조해도 하루아침에 입맛을 바꾸는 것은 불
가능하다. 처음에는 익숙해진 일상에서 벗어나는 시도를 해보자. 아침에
일어나자마자 물 한잔을 마신다. 밥에 잡곡을 섞는다. 국이나 찌개는 냄비
째 먹지 말고 그릇에 덜어놓고 먹는다. 탄산음료 대신 과일주스를 마신다.
뜨거운 음식은 미지근하게 식혀서 먹는다. 이처럼 몸에 밴 사소한 습관을
하나씩 바꿔나가다 보면 절대 바꿀 수 없을 것 같던 나쁜 습관도 조금씩 개
선할 수 있다.

한 끼의 식사가 내 몸을 만든다

올바른 식습관을 가져야 하는 가장 중요한 이유는 적정 체중을 유지하기
위해서다. 과체중과 비만, 저체중은 질병과 밀접하게 연결돼 있어서 건강
을 훔치는 주범으로 손꼽힌다. 문제는 많이 먹는 것만이 아니라 불량한 음
식에 길들여진 탓이고, 영양소를 골고루 섭취하지 않은 까닭이다. 음식은
건강한 몸을 만드는 기본 재료다. 그래서 한 끼라도 대충 먹어서는 안 된
다. 내가 좋아하는 음식보다 내 몸에 좋은 음식이 무엇인지 관심을 갖자.

미각과 행복을 되찾은
장복선 씨

방사선 치료를 시작한 어느 날, 암 치료를 시작하며 한 번도 맛보지 못한 탄산음료수를 먹었습니다. 예전에는 영양제처럼 매일 마실 만큼 좋아했던 음료였습니다. 그런데 맛이 이상해서 바로 뱉었습니다. 그뿐 아니라 모든 음식의 맛이 전과 다르게 느껴졌습니다. 가장 좋아하던 김치찌개의 감칠맛이 거의 느껴지지 않고 홍시나 사과 같은 단 과일도 밍밍해졌습니다. 너무나 무서웠습니다. 그래서 냉장고를 열고 닥치는 대로 미친 사람처럼 반찬과 식재료들을 입에 우겨넣었습니다. 맛이 느껴지지 않았습니다. 입에 음식물을 묻히고 얼마나 서럽게 울었는지 모릅니다. 암에 걸린 이후로 가장 크게 울었던 날이었습니다. 마치 눈이 먼 것처럼 어둠 속에 홀로 남겨진 느낌이었습니다.

다행인 것은 치료를 마치면서 서서히 미각이 회복됐고, 완치 판정을 받은 지금은 제대로 음식의 맛을 느끼게 됐습니다. 나는 그때의 기억을 잊지 않고 건강한 음식을 먹기 위해 노력하고 있습니다. 별일 아니라고 생각했던 일이 이처럼 크게 내 인생을 흔들어놓을 줄은 꿈에도 몰랐습니다. 어쩌면 암은 내게 혹독한 스승이었던 것 같기도 합니다.

이런 크고 작은 경험들을 반복하면서 확실하게 알게 된 한 가지는 삶은 신기하게도 수많은 변화의 연속이라는 것입니다. 오랫동안 병에 시달리던 사람이 갑자기 임상실험에서 새로운 약을 처방받아서 운 좋게 좋은 결과를 얻을 수도 있고, 늘 건강하던 사람이 한순간에 버스에 치여 생을 마감할 수도 있습니다. 너무도 당연하다고 생각했던 먹고, 보고, 느끼는, 일상이 하루아침에 사라질 수도 있습니다. 이렇듯 한치 앞을 알 수가 없는 것이 인생의 참모습인 것 같습니다.

그래서 매일 아침 일어나서 가장 먼저 하는 일이 물 한잔을 마시고 잠시 감사의 기도를 합니다. 나와 우리 가족, 내 아이들이 오늘도 좋은 하루를 보내기를 바라는 것이 삶을 대하는 기본자세라고 생각합니다. 하루를 마무리하는 밤이 되면 또 한번 감사의 기도를 합니다.

암 환자로 보낸 지난 5년은 내게도 가족에게도 무척이나 힘든 고난의 연속이었지만 결국 이렇게 살아남았습니다. 그때의 원망은 잊고 남은 생을 더 소중히 다뤄야겠다는 깨달음을 얻었습니다. 매일 아침 일어나서 땅에 두 발을 내딛을 때, 신선한 과일과 채소를 아삭 베어 물었을 때, 아침 식사를 준비하며 간을 볼 때, 아이들의 옷을 챙겨주며 실랑이할 때, 내가 진정으로 살아있음을 느끼고 삶의 기쁨이 충만해집니다.

그래서 매년 새해가 되면 너도나도 건강 목표를 세우지만 제대로 성공하는 사람은 드물다. 사실 한 번의 시도로 금연이나 금주에 성공하는 사람은 많지 않다.

금연과 절주는 무척 어려운 일이지만, 절제를 통해 충분히 개선하고 좋은 습관을 익힐 수 있다. 건강하고 행복한 삶을 위해 절제력을 향상시키는 방법을 배우고 습관으로 바꿔보자. 시작도 하기 전에 "나는 안 돼"라고 생각하지 말고 "난 할 수 있다. 건강해진다!"라고 굳게 믿어보자. 행동은 그 사람의 결정에 따른 결과다.

건강
습관
5

아무리 건강한 사람도
독을 이길 수 없다

·● 금연과 절주 ●·

"

사회생활을 하면서 담배를 배웠고,
매일 술을 마셨습니다. 20년 넘게 반복하다 보니
'이러다 죽는 거 아냐?' 싶었는데, 위암 진단을 받고
그제야 후회의 눈물을 흘렸습니다.
수술 후 바로 금연과 금주를 시작했습니다.
의사와 함께 건강 계획을 세우고 운동을 하니
30대 시절로 돌아간 것처럼 몸이 가벼워졌습니다.
술을 안 마시니까 여유 시간도 생겨서
'오늘은 또 무엇을 해볼까?' 하는 생각에 즐겁습니다.

_54세, 백형식 씨

"

담배가 내 몸을
망친다

담배가 몸에 해롭다는 것은 남녀노소 할 것 없이 누구나 아는 기본 상식이다. 하물며 담배라는 단어조차 모르는 어린 아이들도 어른이 담배를 피면 손을 휘젓거나 코를 막으며 인상을 찌푸린다. 흡연할 때 나는 고약한 냄새가 몸에 나쁘다는 것을 본능적으로 감지하는 것이다.

흡연은 암을 유발하는 가장 무서운 요소로 분류된다. 평생 담배를 피어온 흡연자에게 금연은 사망 선고와 같다고 생각할 수도 있지만, 정반대로 회생 선고다. 흡연이 직간접적으로 우리 몸에 어떤 영향을 주는지 제대로 알고 금연을 시작할 동기를 찾아보자.

흡연은 담배 연기가 직접 접촉하는 구강이나 폐, 기관지, 식도 같은 장기에 암 발생을 유발하는데, 담배 연기가 직접 접촉하지 않는 자궁경부, 췌장, 방광, 신장, 위장, 조혈 기관에도 암 발생 위험을 높인다. 여기서 전부 열거하지 않아도 거의 모든 암의 원인에 흡연이 포함된다는 사실을 이미 알고 있을 것이다.

담배를 얼마나 많이 피느냐하는 것만큼이나 얼마나 오랜 기간 피우느냐에 따라, 특히 젊을 때 시작할수록 암 발생률이 커진다. 담배 양을 줄이는 것도 암 발생률을 낮추지는 않는다. 이 외에도 흡연은 백내장, 건선, 소화성 궤양, 골다공증과 노화, 산과적 문제(태아 성장 장애, 자연 유산과 조산) 등 다양한 질환을 일으키기 때문에 면역력이 약한 암 환자와 경험자는 반드시 금연을 해야 한다.

당장 금연해야 하는 또 다른 이유가 있다. 바로 간접흡연을 겪는 주변 사람의 건강이 더 위험하기 때문이다. 흡연자는 거의 주류연에 영향을 받지만, 흡연자 주위에서 간접흡연을 겪는 사람의 약 85퍼센트가 부류연에 영향을 받아 오히려 흡연자보다 건강에 더 나쁜 영향을 받게 된다. 그래서 흡연자의 가족은 심장질환으로 사망할 위험도가 비흡연자의 가족에 비해 약 1.3배가 높다.

담배 연기는 다 똑같아 보이지만 사실은 두 종류가 있다. 흡연자가 폐로 들이마신 후에 내뿜는 연기를 '주류연'이라고 하고, 담배 끝에서 나오는 연기를 '부류연'이라고 한다. 부류연은 주류연보다 일산화탄소 농도가 2.5배 높으며 직경도 작아서 폐의 더 깊은 부분까지 이를 정도로 건강에 치명적이다. 장기적으로 간접흡연을 하게 되면 간접흡연에 노출되지 않은 사람보다 사망할 위험이 높아진다. 그래서 흡연은 물론 간접흡연도 피해야 한다.

담배 연기에는 니코틴, 타르, 벤젠, 벤조피렌, 페놀 등 69종의 발암물질은 물론 7,000여 종의 독성 화학물질이 포함돼 있다. 이런 발암물질과 독소물질이 담배가 연소될 때 호흡기를 통해 체내로 들어오기 때문에 결과는 너무도 자명하다.

수술 후에도 담배를 피면 회복이 느려지고 부작용이 잘 생긴다. 또한 치유 과정도 방해한다. 항암제와 방사선 치료 효과가 감소하며 독성의 증가, 구강건조, 구강점막염, 미각 감소, 폐렴, 연부조직과 뼈의 괴사, 목소리 변화 등이 나타날 수 있고, 면역력 저하, 체중 감소, 피로, 폐독성, 심독성 등 수많은 위험이 뒤따른다. 재발과 이차 암 발생 및 생존율에도 직접적인 영향을 미친다.

우리나라에서 암으로 진단된 남성 1만 4,181명을 대상으로 7년간 추적 조사를 한 결과, 흡연이 이차 암의 주요한 요인으로 밝혀졌다. 흡연은 우리 몸의 모든 기관에 암을 불러오는 '절대악'이라고 할 수 있다. 이렇게 무서운 결과들을 알고도 담배를 끊지 않다면 스스로 수명을 단축시키고 있는 셈이다.

중독에서 벗어나는 길은
인정에서 시작된다

그래도 희망적인 것은 담배를 끊는 것만으로도 이런 위험으로부터 상당히 벗어날 수 있다는 점이다. 사실 담배의 가장 위험한 점은 암을 유발하는 유해물질보다 '중독성'이다. 한번 습관을 들이면 노력만으로 쉽게 끊을 수 없게 되기 때문에 독소가 지속적으로 몸에 쌓여 온갖 질환이 연쇄작용으로 일어나게 된다.

새해만 되면 금연을 결심하는 사람이 많다. 이들 중 금연에 성공하는 사람은 3퍼센트도 되지 않는다. 중독은 의지로 극복하기 힘든 치명적인 굴레지만, 금연이 주는 실질적인 효과를 안다면 훨씬 더 수월하게 금연에 다가갈 수 있다.

금연에 성공한 사람들의 공통점은 자신이 중독되었다는 사실을 받아들이고 적극적으로 의사와 주위에 도움을 요청하고 도움을 받아들였다는 점이다.

흡연 기간이 길수록 암 발생률이 올라가고, 금연 기간이 길어질수록 암 발생률이 낮아진다. 일반적으로 금연 1년이면 심장질환의 위험성이 50퍼센트 정도로 떨어지게 되고, 3년 이상 금연할 경우 방광암, 자궁암, 후두암, 뇌졸중 등 다양한 질환의 발생 위험이 감소하며, 10년 이상 금연할 경우 폐암의 위험성이 50퍼센트 정도로 감소한다.

금연을 하게 되면 경제적·사회적인 이득도 따라온다. 금연이 주는 다양한 효과들을 확인하고 금연의 의지를 새롭게 다져보기 바란다.

금연이 주는 다양한 효과	
신체적 이득	· 혈압과 맥박이 정상으로 돌아온다. · 폐 기능이 향상돼 계단을 오를 때 숨이 덜 차게 된다. · 섬모세포가 살아나고, 폐에 누적된 점액(가래)이 묽어져 기침을 통해 몸 밖으로 빠져나가며 목소리가 맑아진다. · 후각이 돌아와서 음식 맛이 좋아진다. · 혈액 흐름이 좋아져서 활력과 자신감을 얻게 된다. · 숙면을 취할 수 있어 아침에 개운하게 일어날 수 있다. · 협심증, 심근 경색, 뇌졸중, 말초혈관질환 등 심혈관계 질환에 걸릴 가능성이 낮아진다.

신체적 이득	· 만성 기관지염, 폐기종 등 호흡기질환과 여러 폐질환에 걸릴 가능성이 낮아진다. · 암 수술 후 회복이 빠르고, 재발이나 사망률이 줄어든다. · 후두암, 폐암, 위장관암, 방광암 등 흡연 관련 이차 암에 걸릴 위험이 줄어든다. · 임산부의 경우 자연 유산과 저체중아를 낳을 가능성이 줄어든다. · 누렇게 착색된 치아가 하얘지며 손가락 착색도 사라진다. · 피부가 좋아진다.
경제적 이득	· 담배 구입 비용을 절약함으로써 불필요한 지출을 줄이고 저금할 수 있다. 예를 들어 하루에 한 갑(4,500원)씩 흡연하는 사람이 금연을 한다면 1년 뒤에는 약 162만 원, 10년 뒤에는 1,620만 원을 절약할 수 있다. 지출 비용을 저금한다면 금리 1.5퍼센트로 계산해도 약 1,860만 원 정도의 목돈을 만들 수 있다.
사회적 이득	· 비흡연자와의 대인 관계가 개선된다. · 건강한 이미지로 개선돼 사회생활이 좋아질 수 있다. · 몸이나 옷, 자동차, 집 안에서 담배 냄새가 사라지며 호감도가 높아질 수 있다. · 암 치료에 대한 몸의 반응이 좋아지고, 부작용이 줄어들며 감염의 위험도 낮아진다. 결과적으로 생존율과 활동에 따른 생산성이 높아지면서 삶의 질이 올라간다.

금연은 돈이 들지 않는
최고의 보약이다

담배 의존도가 낮은 경우에는 혼자의 힘으로 금연하는 것이 가능하지만, 대부분의 흡연자는 작심삼일로 끝나는 경우가 많다. "나도 한번 해볼까?"하는 막연한 생각으로는 실패할 수밖에 없다.

금연운동협의회의 조사를 보면 우리나라 흡연자들이 금연에 실패하는 가장 큰 이유는 37퍼센트로 '스트레스'가 가장 높았으며, 그 다음으로 '금단 현상'은 16퍼센트, '의지력 부족'은 14.2퍼센트, '습관적인 요인'은 9.8퍼센트, '술을 마시다 보니 담배를 피우고 싶어진 욕구'는 5.8퍼센트로 나타났다.

내가 환자들에게 가장 많이 하는 말 중 하나도 "담배는 무조건 끊으세요"일 것이다. 실제로 몇몇 환자가 암 진단을 받은 후에도 담배를 끊지 못한다. 환자 중에는 나한테 혼이 날까 봐 금연 중이라고 거짓말하기도 한다. 하지만 샤워를 하고 와도 몸에 배인 냄새를 통해 바로 알아차릴 수 있다. 그렇다고 담배를 끊지 못하는 환자를 탓할 수만은 없다. 담배의 중독성은 금연하고자 하는 환자의 의지를 무력화시킬 만큼 치명적이고 강력하기 때문이다.

나는 금연에 실패한 약한 의지를 탓하기보다는 중독을 이겨낼 수 있는 환경과 방법을 포기하지 않고 알려주는 것이 의사로서 해야 할 역할이라고 생각한다. 실패했더라도 금연을 시도한 스스로를 칭찬하고 시도와 실패의 경험으로부터 배운 점을 교훈 삼아 다시 금연 계획을 세운다면 분명 금연에 성공할 수 있다.

🐾 금연 계획 세우기

금연을 성공하기 위해서는 충동적으로 실행하기보다 체계적으로 계획을 세우고 시작하는 것이 좋다. 먼저 내 흡연 습관을 알기 위해 흡연 일지를 작성한다. 많은 전문가가 담배를 서서히 줄이는 '절연'이 아니라 단번에 끊어야 한다고 말한다. 흡연자들이 가장 힘들어하는 부분이 바로 이것이다. 따라서 1주일에서 한 달 이내에 금연일을 정한 다음 금연 결심을 주변 사람들에게 알리고, 금연일까지 담배를 줄여나가는 계획을 세워보자.

담배, 재떨이, 라이터 등 흡연 관련 물품을 모두 버리고, 금연일 전

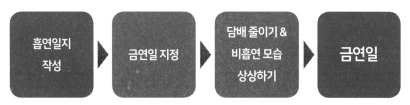

출처: 국립암센터 금연 교육 자료

날에는 담배를 생각나게 하는 술자리도 없애고, 금연에 성공했을 때 변화된 모습을 상상하는 것이 금연에 도움이 된다.

마음을 강하게 다잡아도 금단 현상이 뒤따를 수 있다. 다이어트를 결심한 순간부터 배가 고파지고, 며칠 음식을 잘 조절하다가 어느 순간 폭발해서 양푼에 밥을 비벼먹는 심리와 같다. 다시 흡연하고 싶은 충동이 머리에 가득차서 일에 집중력이 떨어지고 경우에 따라 신체적 고통이 따르기도 한다. 그래서 본격적으로 금연을 시작했다면 금연 일기를 쓰는 것이 결심을 지속하는 데 도움이 된다.

포기하지 말고
실패를 반복하라

금연을 실천하는 사람들이 가장 힘들어하는 기간이 시작하고 2주일째다. 흡연 습관을 하루아침에 일상에서 삭제한다는 것은 분명 힘든 일이다. 담배가 피우고 싶어서 "에라, 모르겠다" 하며 당장이라도 포기하고 싶은 충동을 자주 느낄 것이다.

그럴 때는 금연이 주는 긍정적인 효과를 떠올리며 금연 동기를 되새겨보자. 금연에 성공하면 지금보다 더 건강하게 오래 살 수 있고, 가족들도 좋아하며, 지금을 이겨내면 다음 한 달도 이겨낼 수 있고 영원히 금연에 성공할 수 있다고 믿는 것이다. 자신이 건강한 비흡연자가 됐다는 것을 떠올리면 자신감도 올라간다.

금연은 스스로의 의지도 중요하지만 그에 못지않게 똑똑한 전략이 필요하다. 목표 기간을 단계별로 나눠서 계획하고 목표를 달성할 때마다 스스로에게 보상을 주는 것이 좋다. 아낀 담뱃값을 모아서 그동안 사고 싶었던 물건을 사거나 여행을 다녀오는 등 생각만 해도 기분이 좋아지는 보상을 정하는 것이 금연 의지를 다지는 데 효과적이다.

그래도 결심이 흔들리거나 자신이 없을 때는 전문가와 상담하거나 보건소, 병원, 지자체에서 운영하는 금연지원센터에 문의해서 치료 서비스를 받을 수도 있다. 전국의 보건소에서 금연에 관한 무료 상담이나 보조 약물을 제공하고 있다. "금연은 셀프(Self)가 아니라 헬프(Help)"라는 말이 있다. 혼자서만 애쓰지 않고 주변 사람에게 도움을 받으면 금연 가능성을 확대할 수 있다.

마지막으로 금연에서 가장 중요한 것은 중간에 실패하더라도 포기하지 않고 다시 시작한다는 마음가짐이다. "담배를 끊은 사람과는 상종하지 말라"는 말이 괜히 우스갯소리로 떠도는 것이 아니다. 금연은 그만큼 어려운 일이다. 여기에 꼭 들어맞는 영국 극작가이자 소설가인 조지 버나드 쇼(George Bernard Shaw)의 명언이 있다.

"나는 젊었을 때 10번을 시도하면 9번을 실패했다. 그래서 10번씩 시도했다."

실패를 반복하더라도 계속해서 도전하는 스스로의 모습이 얼마나 멋진가?

술을 제대로 즐기기 위해서는
멈춰야 한다

우리나라는 예로부터 주식인 곡물을 이용해 술을 빚어 마셨고, 흥겨운 잔칫날이나 제사, 혼례 등 가정 행사에 이용했을 뿐 아니라 손님을 대접할 때도 차보다 술을 더 사용했다. 또 고된 농사일의 피로를 잊기 위해 술을 즐겨 마셨다.

〈삼국유사(三國遺事)〉를 보면 왕이 식사 때마다 '반주(飯酒)'로 술을 겸했다는 내용이 나올 만큼 술은 우리 일상에서 빠질 수 없는 매우 친숙한 음식이었다. 이렇게 일반화된 풍속은 술을 권하는 한국의 특유한 예절과 문화를 만들기도 했다.

어른들은 술을 잘 마시면 약이고, 잘못 마시면 독이라고 했다. 실제로 약으로 사용하기도 했다. 그런데 지금은 오로지 쓴 술만 남고 그들의 지혜는 잊어버린지 오래인 것 같다. 사흘이 멀다 하고 술 때문에 생긴 병을 달고 환자들이 찾아온다. 잦은 회식이나 접대 때문에 몸에 이기지도 못할 만큼 술을 마신 사람이나 자의 반 타의 반으로 자주 마시다보니 어느새 습관이 되어 절제하지 못하는 상태에 이른 사람까지 다양하다. 기분 좋게 술을 즐기고 권하던 흥겨운 풍속이 어쩌다 남에게 강요하고 의식이 끊길 때까지 퍼마시는 문화로 바뀌었는지 참 애석한 일이다.

어른들의 말은 분명 진리다. 술을 잘못 마신다는 것은, 즉 지나친 음주는 담배와 마찬가지로 각종 질환과 암 발생률을 높이는 큰 위험 요인이다. 술이 직접적으로 영향을 미치는 곳이 간이라고 생각하지만, 알코올이 혈관을 통해 퍼져나가면서 거의 모든 장기에 나쁜 영향을 미친다.

음주는 모든 질병의 원인에 포함되며, 정상 수명을 채우지 못하고 조기 사망하는 원인의 3.2퍼센트를 차지한다. 우리나라에서 음주로 인한 질병 발생의 사회적 비용을 계산하면 연간 2조 원 이상에 해당한다. 생산성 저하 및 조기 사망 등 간접비용까지 고려하면 연간 15조 원에 육박한다.

그리고 모든 교통사고의 10퍼센트 이상, 모든 범죄의 40퍼센트 이상이 음주와 연관돼 있고, 가정 폭력 중 정신적 폭력의 80퍼센트 이상, 신체적 폭력의 30퍼센트 이상, 성적 폭력의 15퍼센트 이상이 음주와 직접적으로 연관돼 있다.

알코올 의존증이라고 부를 만큼 지나친 음주 습관에 따른 가장 심각한 피해는 구강암, 인두암, 후두암, 식도암, 두경부암, 간암, 대장암, 직장암, 유방암 등의 암을 유발한다는 것이다.

매일 하루에 소주 3잔 이상의 알코올 섭취하는 사람의 경우 술을 전혀 마시지 않는 사람보다 암 발생 위험이 2~3배까지 증가한다. 술을 마시면서 담배까지 필 경우에는 식도암과 췌장암 발생률이 훨씬 더 높아진다. 오랫동안 정기적으로 술을 마시거나 한번에 많은 양의 술을 마실수록 술과 관련된 암 발생률이 증가한다.

암 환자나 경험자가 지속적으로 술을 마시는 경우는 특히 더 불행한 결과를 초래한다. 2006년 나는 국립암센터 연구팀과 함께 1만 4,758명의 암 환자를 대상으로 추적 조사를 실시했다. 암 진단 이전의 음주·흡연 습관이 암 치료 이후의 생존율에 미치는 영향을 확인하기 위함이었는데, 1주일에 124그램 이상(소주로 9잔 이상)의 술을 마시는 환자는 전혀 술을 마시지 않는 환자에 비해 두경부암에서는 85퍼센트, 간암에서는 25퍼센트나 사망률이 더 높게 나타났다.

특히 음주와 흡연을 같이 하는 습관을 가진 환자나 일반인은 다른 사람보다 곱절 이상의 관리가 필요하다.

그래서 술을 끊기 어렵다면 꼭 '절주'라도 실천해야 한다. 어렵겠지만 더 이상 타협할 방도가 없다. 알코올은 담배의 니코틴처럼 중독성이 강하기 때문에 딱 한 잔의 시도가 또 다시 술을 부르고 건강 악화로 이어지는 악순환을 반복한다.

임신 중이나 기계를 다루는 사람, 운전하는 사람, 아동과 청소년, 약물을 복용 중인 사람, 불안, 우울 같은 심리 증상을 완화하기 위해 음주하는 사람은 술을 마시지 말아야 한다. 이런 경우를 제외하고 적정한 수준의 음주는 술을 전혀 마시지 않는 것보다 좋은 효과가 있기도 하다.

하루 1잔 정도(술 종류에 맞는 잔 기준)의 음주는 치매 발생과 사망률을 감소시키고, 심장발작, 뇌졸중, 고혈압 등의 심혈관계 질환과 당뇨병, 고지혈증, 골다공증 등 내분비계 질환을 예방하는 효과가 있다.

적정량의 술을 마시면 스트레스나 피로 해소, 인간관계를 부드럽게 만드는 좋은 역할을 하지만 적정 수준을 넘으면 각종 질환에 직접적인 원인이 되므로 건강한 음주 습관을 기르는 것이 무척 중요하다. 술의 역할은 딱 거기까지다. 술을 제대로 즐기기 위해서는 멈출 줄 알아야 한다. 여기까지 이해한다면 이미 절주의 반은 성공인 셈이다.

금주가 어렵다면
절주하는 방법을 고민하라

환자들의 이야기를 들어보면 평소에는 잘 참다가도 '오늘 같이 기분 좋은 날에 안 마실 수는 없지, 살짝은 괜찮을 거야'라는 생각으로 술을 마신다. 그런데 한 잔을 마시는 순간 자제력이 약해지며 과음으로 이어진다. 또 술자리에 참석했을 때 분위기에 휩쓸려서, 기분이 좋거나 나쁘거나 하는 등의 감정에 휩쓸려서, 스트레스를 받아서, 몸이 아프니까 짜증이 나서 등으로 절주에 실패하는 이유가 다양했다.

한 잔이 생각날 때 절주해야 하는 이유를 되새기지 않고도 달라진 몸의 변화를 생각해보면 자연스럽게 술을 멀리할 수 있다. 술을 며칠 마시지 않은 것만으로도 피부나 눈동자가 훨씬 맑아지고, 입냄새가 덜 나며 잠을 푹 자게 된다. 그리고 머리가 맑아지기 때문에 일의 효율이 향상되는 것도 느낄 수 있다. 절주를 통해 얻을 수 있는 개인의 이득이 확보되면 절주 계획을 보다 잘 유지할 수 있게 된다.

🐝 건강한 절주 습관 만들기

사회생활을 하다 보면 어쩔 수 없이 술을 마셔야 하는 상황도 분명히 발생한다. 금주나 절주하고 있다는 사실을 알려서 회식이나 술자리를 피하고 술을 강요하는 사람들을 멀리하는 것이 가장 좋은 방법이지만, 부득이하게 피할 수 없다면 안전한 음주법을 숙지하고, 건강한 절주 습관을 만들도록 노력해보자.

첫째, 공복에 술을 마시는 것을 절대 피한다. 공복에 술을 마시면 위벽을 상하게 할 뿐 아니라 알코올 분해효소가 작동하기도 전에 술이 체내로 흡수돼 간에 부담을 준다. 그래서 술을 마시기 전에 우유나 죽 같은 자극이 적은 음식을 먼저 먹는 것이 좋다.

둘째, 천천히 마신다. 술을 한 번에 다 마시는 것보다 천천히 음미하듯 마시는 것이 좋다. 물과 우유 등을 같이 마시는 것도 좋은 방법이다. 체격이 작은 사람은 혈액량도 적어 혈중 알코올 농도가 빨리 높아지므로 더욱 천천히 마시거나 우유나 물을 더 자주 마셔야 한다.

셋째, 안주를 함께 먹는다. 알코올은 체내에서 분해되면서 열량을 발산하지만 영양가는 전혀 없다. 그래서 안주로 영양의 균형을 맞춰야 한다. 안주로는 치즈, 두부, 고기, 생선 등 고단백질 음식이 좋다.

알코올의 빠른 체내 흡수를 늦춘다. 단, 지나친 안주 섭취는 체중을 늘릴 수 있으니 주의해야 한다.

넷째, 원샷과 폭탄주를 하지 않는다. 술을 좋아하는 친구나 동료들과 술자리를 가지면 자연스럽게 술을 과하게 마시게 된다. 언제부터인가 술을 잘 마시는 게 미덕이 되기도 했다. 하지만 절주를 실천 중인 사람이라면 구토가 날 정도로 심하게 술을 마시면 안 된다. 속이 거북해지면 이미 알코올에 위가 손상된 것이므로 차라리 토하는 것이 나을 수 있다. 하지만 위나 식도의 2차 손상이 올 수 있으므로 무리해서 토를 하지 않도록 한다.

다섯째, 담배를 피지 않는다. 술을 마시면서 담배를 피우면 알코올이 니코틴 흡수를 더욱 빠르게 하고, 간의 니코틴 해독 기능을 약화시킨다. 음주와 흡연을 같이 할 경우 상승작용은 음주와 흡연을 단독으로 했을 경우의 위험도를 합친 것 보다 크다.

여섯째, 음주 후 최소 3일 이상 충분한 휴식을 취한다. 매일 술을 마시는 것보다 한 번에 많이 마신 뒤 며칠간 금주하는 것이 간의 건강에는 더 낫다. 그렇다고 한 번에 술을 많이 마셔도 된다는 말은 아니니 오해하지 않기를 바란다. 그리고 술을 마신 뒤에는 물을 자주 마시고 꿀물이나 유자차, 채소나 과일주스를 마시는 것도 체내에 남아 있는 알코올 성분을 배출하는 데 도움이 된다.

그리고 포도주라고 해서 안심하고 많이 마셔서는 안 된다. 포도주가 혈액순환에 좋고 암을 예방한다고 알려지면서 마음껏 마셔도 된다는 말들이 있지만 아직까지 포도주로 암을 예방할 수 있다는 사실은 확신할 수 없다. 다른 술과 마찬가지로 하루 1잔 이상은 추천하지 않는다. 금주나 절주를 한다고 해서 암 발생률이 즉시 줄어들지는 않는다. 술을 전혀 마시지 않는 사람 정도의 수준으로 떨어지려면 수년이 소요된다. 금주할 경우 암 발생 위험에서 안심할 수 있는 시점은 금주를 시작한 후 10년 이후부터이고, 절주의 경우는 더 오랜 시간이 걸린다. 그렇기 때문에 지금 당장 절주를 실천해야 하는 것이다.

습관을 바꾸는 것은 무척 어려운 일이지만 인간이 가진 능력은 생각보다 훨씬 대단하다. 자신은 물론 가족, 사랑하는 사람들을 위해 건강을 지키려는 의지와 계획을 꼭 붙들고 실천한다면 누구나 건강한 몸과 마음을 가질 수 있다.

여러 번 실패하더라도 포기하지 않고 다시 도전하자. 실패와 성공이 반복되면 자신도 모르는 사이에 스스로를 통제하고 조절하는 힘이 강해지며 건강한 습관이 단단히 자리 잡게 될 것이다.

스스로 멈출 수 있는
절제력을 키워라

술과 담배의 유혹은 실로 강력하다. 의식하지 않으면 어느새 자기도 모르는 사이에 술잔을 기울이고 있고, 담배를 입에 물고 있게 된다. 우리의 정신을 지배하는 것이다. 금연과 금주 계획을 실패하는 사람들은 하나 같이 말한다.

"어쩔 수가 없었어요."

"충동을 조절할 수가 없어요."

"내 마음대로 되지 않아요."

이처럼 자신의 행동이 자신의 통제를 넘어서 어찌할 도리가 없다고 믿고 쉽게 포기한다. 하지만 담배를 피우고 술을 마시는 행위는, 숨을 쉬고 눈을 깜박이고 침이 분비되는 것처럼 무의식적인 자율신경의 범주에 들지 않는다. 술잔을 들거나 담배에 불을 붙이기 위해 팔을 구부리고 입으로 가져가는 움직임은 그 사람의 결정이다. 자신이 내린 결정에 따라 뇌의 명령을 받고 근육이 움직이는 것이다. 그렇기 때문에 스스로를 어떻게 할 수 없다는 말은 사실이 아니다.

이는 음주나 흡연의 문제만은 아니다. 폭식이나 약물 남용, 분노, 강박적 소비, 성공에 대한 열망 같은 상태도 마찬가지다. 부족한 자기 절제는 결국 일상을 무너뜨리는 비극으로 이어진다.

술과 담배에 대한 욕망과 충동을 억누르기 어렵다면 더 집중할 수 있는 다른 무언가를 찾아보는 것도 절제력을 높일 수 있는 좋은 방법이다. 절제력은 정도에 넘지 않도록 알맞게 조절하는 것을 의미한다. 자신이 진정으로 원하는 것, 또는 삶의 목표를 위해 스스로 멈출 수 있는 힘이다. 작은 유혹에 흔들리는 이유는 그것을 좋아하고 재미있게 받아들이기 때문이다. 그런데 이 넓은 세상에서 어찌 재미를 주는 것이 술과 담배뿐이겠는가?

일도 좋고 공부도 좋고 취미나 운동도 좋다. 배움에 몰입해서 성취감을 느끼다 보면 지금과 다른 새로운 방식으로 인생을 바라보게 되고, 어떻게 해야 행복해지는지를 알게 될 것이다.

🐟 절제력을 높이는 7가지 방법

첫째, 슬로우 푸드를 먹자. 포도당이 결핍되면 평소 침착한 사람도 예민한 사람으로 바뀐다. 절제력을 발휘할 때 포도당이 많이 쓰이기 때문에 신선한 채소와 견과류, 블루베리, 사과, 치즈, 생선, 올리브오일 같은 천천히 흡수되는 슬로우 푸드를 섭취하는 것이 좋다. 특히 아침을 거르지 않고 든든하게 먹는 것이 가장 효과가 좋다. 즉석 식품이나 햄버거, 피자 같은 패스트푸드는 자제하자.

둘째, 잠을 충분히 자자. 잠이 부족하면 절제력이 약해진다. 피곤한 상태에서는 뇌 세포에 에너지가 원활하게 공급되지 않아 포도당 활성화 과정을 방해하기 때문이다. 의지를 최대한 높이고 싶다면 충분한 수면 시간을 확보해야 한다.

셋째, 운동을 생활화하자. 술과 담배를 끊게 되면 일시적으로 집중력이 흐려지고 무기력이 나타난다. 그럴 때는 간단한 산책이나 스트레칭, 건강 상태에 맞는 운동을 선택해 몸을 움직이는 것이 좋다. 운동은 욕구의 절제력을 높일 뿐 아니라 삶에 활력과 건강까지 가져다주는 일석이조의 효과가 있다.

넷째, 취미를 가지자. 하루 일과를 술로 마무리하던 사람이 술을 마시지 않게 되면 하루에 2~4시간 정도의 여유 시간이 생기게 된다. 초반에는 이 시간을 어떻게 보내야 할지 힘들어하는 사람들이 있는데, 이때는 그동안 즐기지 못했던 취미 생활을 하는 것이 좋다.

외국어 공부나 그림 그리기, 화분 가꾸기, 청소하기, 사진 찍기 등 무언가에 집중하면서 성취와 즐거움을 느끼게 되면 술과 담배 욕구가 줄어들 것이다.

다섯째, 혼자만의 시간을 만들자. 암을 이겨낸 사람들이 입을 모아 이야기하듯이 '지금은' 돌아오지 않는다. 당장 5분 전, 아니 1분 전으로도 돌아갈 수 없다. 인생의 시작은 무조건 지금 이 순간이다.

끊임없이 쏟아지는 정보와 온갖 소음에서 잠시 떨어져 혼자만의 시간을 가져보자. 시간을 소중히 할수록 유혹에서 벗어나 충만한 자유를 느끼는 생활이 가능해진다. 고요한 공간은 나와 내 삶을 흔드는 부정적인 이유가 무엇인지를 직시하게 하고, 생활의 균형을 찾을 수 있도록 창조적인 생각을 이끌어낸다.

여섯째, 일기를 쓰자. 하루를 시작하거나 마무리하며 또는 가장 편한 시간대를 정해서 일기를 써보자. 절주나 금연을 해야 하는 이유를 적어보는 것도 좋다. 술에 의존했을 때의 내 모습은 어땠을까? 숙취로 잦은 지각이나 결근을 해서 힘들었던 회사생활, 술 때문에 생긴 병, 암을 치료하면서 겪었던 고통 등을 떠올리며 하나씩 써 내려가다 보면 더 강한 동기를 발견하게 된다.

또는 가족에게 부끄럽고 못난 모습을 보이지 않겠다는 다짐이나 영감을 주는 명언 등을 기록해서 유혹이 다가올 때마다 읽는 것도 절제력을 높이고 계획을 지속하는 데 도움을 준다. 그리고 일기장을 펼칠 때마다 작성한 메모를 확인하는 습관까지 들인다면 자신의 욕망에 제동을 걸 수 있을 것이다.

일곱째, 힘들 땐 의사와 상담하자. 손 떨림, 심장 박동 수 증가, 우울, 불안, 무기력 등의 금단 현상은 술과 담배에 오래 의존한 사람일수록 강하게 나타난다. 이때는 혼자서 견디는 것보다 의사나 건강 전문가를 찾아가 상담받는 것이 좋다. 심한 경우 신경안정제를 처방받을 수도 있다.

우리는 현재밖에 통제할 수 없다

담배를 끊지 못하는 것은 강력한 니코틴 중독 때문이다. 의지박약이라며 자책할 필요는 없다. 흡연 역시 치료가 필요한 질병이다. 그러나 모든 일이 그렇듯이 노력이 뒷받침되지 않으면 변화는 일어나지 않는다. 노력은 스스로를 통제하고 절제하는 힘에 비례해서 나타난다. 자신이 하고 싶은 것만 하려는 욕심을 조절하지 못하면 인생은 결코 달라지지 않는다. 지나친 흡연과 음주 습관이 지속된다면 미래는 비극의 결말밖에 없을 것이다.

마음의 여유를 주는 자기만의 루틴을 찾아라

심리적으로 약해지면 술과 담배에 의존하게 된다. 불규칙적인 식사는 혈당량 기복을 크게 해서 뇌가 정상적이고 합리적으로 작동하는 것을 방해하고, 화가 나면 마음의 긴장을 없애기 위해 음주와 흡연 욕구가 생겨난다. 그럴 때는 크게 심호흡을 하거나 10까지 숫자 세기, 물 마시기, 양치질하기 등 진정할 수 있는 시간을 갖는 것이 도움이 된다. 외로움, 불안, 괴로운 감정 역시 영향을 주기 때문에 정서적인 안정을 찾는 것이 중요하다.

고난이 성장의 기회가 됐다는
황이영 씨

누구보다 열심히 살아왔다고 생각했는데 암에 걸리자 모든 일상이 일순간에 멈춘 것 같았어요. 봄에 암세포가 발견되고 방사선 치료를 하러 병원에 다닐 때가 한참 더울 때였어요. 병원까지 택시를 타고 혼자 왔다 갔다할 때가 정신적으로나 신체적으로 힘든 시간이었어요. 그런데 돌아보면 왕복으로 1시간 남짓 걸리는 택시 안에서 그 어떤 때보다 더 인생에 대해 심도 있게 고민해본 것 같아요.

예전에는 사람들이 왜 자살을 하는지 이해할 수가 없었어요. '그렇게 죽을 용기가 있으면 그 힘으로 열심히 살지'라고 생각했는데, 정말 찰나지만 그럴 수도 있겠다는 생각을 하며 흔들리기도 했어요. 택시기사님들은 당황했겠지만 그 안에서 지금까지 살면서 가장 많이 울었던 것 같아요.

그래도 지금까지 어떻게 살아왔는지, 내가 놓치고 있는 것은 무엇인지, 앞으로 어떻게 생각해야 하는지 등 삶을 뒤돌아보는 귀중한 시간이었어요. 내가 엄마가 되고 아내가 되기 이전에 내 진짜 꿈은 무엇이었는지, 엄마가 나를 어떻게 키웠는지, 정말 나를 발가벗겨 놓은 것처럼 냉정하게 생각해보는 시간이었어요.

그러면서 나를 위한 가장 좋은 선택을 하자고 결심했어요. 고난이 나를 성장시키는 기회가 될 수 있다는 마음으로 1주일에 4일 이상 동네 운동장에 나가서 1시간씩 운동을 하고, 패스트푸드나 자극적인 음식을 먹지 않고, 하고 싶었던 것들을 적어서 하나씩 실천했어요. 내가 하고 싶었던 일은 거창하지 않은데 그동안 실천을 못했던 일이에요. 한 달에 한 번은 혼자만의 시간 갖기, 예를 들면 뮤지컬을 보러 가거나 미술관에 가고, 친구들을 만나서 수다를 떨고, 아무것도 안 하는 날을 정해서 밀린 드라마를 보는 것 등이었습니다. 이렇게 일상에서 소소한 행복을 느끼게 되니까 자연스럽게 긍정적인 생각이 들고 몸도 빠르게 회복됐습니다.

아직 치료 중인 사람들은 지금 이 순간이 나아질 것 같지 않고, 왜 나만 이렇게 고통을 겪어야 하나 우울하고 비관적으로 생각하겠지만, 분명 끝이 있습니다. 누구나 사정이 있고 어찌 할 수 없는 문제가 있는 다른 인생을 살아왔지만, 그래도 암을 슬기롭게 이겨내고자 하는 의지가 공통적으로 있다고 생각해요. 방법은 다를지라도 의지만 있다면 분명 해결할 수 있는 길이 나타나는 것 같아요. 암을 없앤다고 생각하지 않고 수시로 내 의지를 꺾으려는 이놈을 어떻게 잘 구슬려 내가 원하는 방향으로 가게 할까 생각해 보면 좋을 것 같아요. 우선 그런 마음을 먹는 게 중요합니다. 그 마음만 먹으면 여러 가지 도움받을 거리가 손만 뻗으면 지천에 있다는 것을 깨달을 거예요. 결국에 답은 '나'더라고요.

건강검진은 자신의 몸 상태를 객관적으로 확인할 수 있는 가장 간단한 좌표다. 별다른 의료 지식이 없어도 매년 집으로 날라 오는 국민건강보험공단 안내서에서 따라 의무적으로 검진을 받고 현재 상태를 진단받을 수 있다.

초기 증상이 잘 나타나지 않는 암이나 가족력에 따른 질환, 연령별 발생률이 높은 질환, 직업에 따른 고질적인 질환. 암 환자의 재발이나 이차 암 예방을 위해서도 지속적인 검진은 필수다. 암 환자는 치료가 끝난 후에도 가장 두려운 재발과 이차 암 발생을 예방하기 위해 건강 지침에 따라 적극적으로 검진을 받아야 한다.

내 몸을 지키는
가장 쉬운 방법은 예방이다

· ● 정기적인 건강검진 ● ·

"

폐암에 걸렸을 때 몸이 아픈 것보다

죽을지도 모른다는 두려움이 더 컸습니다.

그럴 때마다 아내가 "여보, 당신은 할 수 있어"라고

말해주며 제 옆을 지켜줬습니다.

의사의 말에 따라 건강습관을 지키고

검진도 거르지 않고 잘 가고 있습니다.

암이 재발된다면 그때 가서 생각하기로 했습니다.

현재 내가 할 수 있는 최선의 노력만 하려고 합니다.

_58세, 진철웅 씨

"

검진을 지속적으로
받아야 하는 이유

진료를 하다 보면 이렇게 질문하는 환자들이 꽤 많이 있다.

"이제 다 나은 것 같은데 또 병원을 와야 하나요?"

짧게는 1년에 한두 번, 길게는 몇 년에 한 번씩 내원해서 건강검진을 받는 것을 귀찮아하는 환자들이 생긴다. 수술과 치료가 끝나고 몸이 호전될수록 처음에 가졌던 건강의 소중함에 둔해지기 때문이다. 그러다가 갑작스럽게 또 다른 질병이나 이차 암에 기습당해서 후회하는 환자들을 보면 의사이기 전에 함께 노력해왔던 동료로서 너무도 마음이 아프다.

건강검진의 목적은 질병을 미리 예측해서 더 큰 위험을 예방하는 것이다. 최고의 암 치료는 의사의 능력이 아니라 조기에 발견하고 예방하는 건강검진에 있다고 해도 과언이 아니다. 암 치료를 마치고 5년 동안 재발하지 않은 암 경험자에게도 해당되는 말이다. 한번 암을 겪었던 사람에게서 새로운 암이 발생할 위험이 훨씬 높기 때문에 정기적인 검진은 어떤 건강습관보다도 중요하게 생각해야 한다.

이차 암은 암이 완벽하게 제거된 후 다른 암세포가 생기는 것을 말한다. 원래 있었던 암이 같은 부위에서 다시 자라는 재발이나 다른 부위로 옮겨져서 발생하는 전이와는 다르다.

암이 완치됐다고 하더라도 또 다른 암의 위협에서 완벽히 벗어날 수는 없다. 암 경험자에게 이차 암 발생이 위험이 높은 이유는 암을 일으켰던 원인, 즉 흡연, 비만, 운동 부족, 감염, 유전적 요인 등이 여전히 몸에 영향을 주고 있기 때문이다. 암에 걸리지 않은 일반인도 예외는 아니다. 언제든 불시에 찾아올 수 있다는 점이 암이 가진 가장 큰 무서움이다. 따라서 암 치료가 끝난 후에도, 그리고 건강할수록 정기적인 검진이 반드시 필요하다.

고령이거나 진단 전에 흡연, 음주 습관이 있었거나 비만과 당뇨가 있던 환자의 경우에는 더욱 철저한 암 검진이 요구된다. 그 이유는 암 진단 시 나이가 많을수록 이차 암 발생 위험이 증가하기 때문이다. 60세 이전의 암 진단 환자에 비해 60세 이후의 암 진단 환자는 이차 암 발생 위험도가 1.8배 높다. 위암은 4.5배, 폐암은 4배나 증가한다. 흡연과 직접 연관된 모든 암을 합처봤을 때도 고령인 경우에 2.2배 정도

암 발생률이 높았다.

두 번째 이유는 흡연 경력이다. 흡연은 암의 원인 중 30퍼센트 이상을 차지하고, 암 경험자에게도 이차 암의 주요한 위험 요인으로 작용한다. 폐암 환자의 다른 폐 부위에 암이 발생할 위험성은 일반 흡연자보다 2배 이상 높으며, 위암이나 두경부암 환자가 흡연하는 경우에도 이차 암 발생 확률이 비흡연자에 비해 현저히 높다.

또한 당뇨나 비만 등 만성질환을 경력도 영향을 미친다. 공복 시 혈당이 126mg/dL 이상으로 당뇨가 있던 암 환자는 정상 혈당인 암 환자에 비해 간담췌도암 및 흡연 관련 암이 생길 위험이 각각 1.8배, 4.5배 더 높다. 비만 역시 정상 체중의 암 환자에 비해 이차 암 발병률이 대장암은 3.5배, 비뇨생식기 관련 암은 3.6배 증가한다.

그러나 이차 암 역시 조기에 발견할수록 치료가 쉽기 때문에 무조건 두려워할 필요는 없다. 이 책에서 소개하는 건강 지침을 따라 좋은 생활습관을 쌓고 정기적으로 건강검진과 상담을 병행한다면 예방이 가능하고, 이차 암에 걸리더라도 조기에 발견해서 적절히 치료할 수 있다.

예방은 병을 막는
가장 큰 방패다

건강검진과 이차 암 검진에 대한 중요성을 이해했다면, 이런 생각이 떠오를 것이다.

"설마 모든 암 검사를 매년 다 받아야 하는 건가요?"

궁금증을 못 참는 분들을 위해 답을 바로 얘기해주자면 "아니요"다. 우리나라에서 가장 많이 발생하는 6대 암을 우선적으로 검사하면 된다. 2014년 국립암센터 통계에 따르면 갑상선암, 위암, 대장암, 폐암, 간암, 유방암이 여기에 해당되며 전체 암의 60퍼센트를 차지한다. 암 경험자에게 발생하는 이차 암 역시 6대 암이 가장 주요하다. 그중에서도 위암, 폐암, 대장암, 간암은 남성 전체 암의 3분의 2를 이루고, 갑상선암, 유방암, 위암, 대장암, 폐암은 여성 전체 암의 3분의 2를 차지한다.

6대 암을 기본으로 따르되 원발암에 따라 발생하기 쉬운 이차 암과 주변 환경, 생활습관에 따른 취약점, 가족력, 연령 등 다양한 요인을 고려해서 검진 계획을 세우면 된다. 더 자세한 내용은 담당의나 건강 전문가를 통해 최종 결정해서 시행하는 것을 권한다.

위암

누구나 40세 이상이라면 위암의 조기 발견을 위해 적어도 2년마다 위내시경검사를 받도록 권유하고 있다. 위암으로 위 절제술을 받았거나 조기 위암 진단으로 점막만 절제한 경우 또는 대장암 경험자, 가족성 선종성 용종의 경험자일 경우 이차 암으로 위암이 발생할 가능성이 높기 때문에 최종 위암 검진 시기 후 1~2년 이내에 다시 위내시경검사를 받아야 한다.

대장암

45세부터 80세까지는 대장암 선별 검사를 받도록 권유하고 있다. 암 경험자도 이차 대장암 예방 및 조기 진단을 위해 45세부터 대장 내시경을 5년 간격으로 받는 것이 좋다. 유방암 또는 난소암이 있었거나 가족력, 용종, 염증성장질환(궤양성 대장염), 유전성 암을 겪었다면 이차 암으로 대장암이 발생할 가능성이 높아지기 때문에 최종 대장암 검진 시기 후 3년 이내에 다시 대장내시경검사를 받는 것을 권한다.

유방암

40세 이상의 여성이라면 누구나 2년마다 유방암 선별 검사를 받아야 한다. 대장암 또는 난소암이 있었다면 이차 암으로 유방암이 발생할 가능성이 높기 때문에 최종 유방암 검진 후 1년 이내에 유방 촬영술 검사를 받는 것이 좋다.

자궁암

20세부터 74세 이상의 성 경험이 있는 여성이라면 자궁암의 조기 발견을 위해 3년마다 자궁경부 세포 검사를 받도록 권유하고 있다. 인유두종바이러스(HPV)검사를 함께 받으면 좋다. 75세 이상은 지난 10년간 연속 3회 검사 결과에서 이상이 없으면 자궁경부암 검진을 받지 않아도 된다.

간암

40세 이상 또는 암 경험자 중 간경변증이나 B형 간염바이러스 항원 또는 C형 간염바이러스 항체 양성으로 확인된 경우 간암의 조기 발견을 위해 6개월마다 간초음파검사와 혈액검사(AFP-혈청알파태아단백검사)를 받도록 권한다. 간경화증의 경우는 연령에 상관없이 진단 시점부터 6개월마다 간초음파검사와 혈액검사(AFP-혈청알파태아단백검사)를 받는 것이 좋다.

병원에서 알려주는 검진 일정표는 일반인에게 적용된 기본 사항이기 때문에 암 경험자들은 표준 일정표를 최소한으로 따라 검진을 받아야 한다. 여기서 '최소한'이라는 말이 중요하다. 검진 일정표에서 권고하는 기준을 넘어 더 꼼꼼하게 자신의 몸 상태를 살피고, 기록하며 각별한 관리를 기울여야 한다. 일반인보다 집중적인 암 예방 및 검진 프로그램을 따르는 것이 필수다.

암 종류별 검진도 많고 복잡해 보이지만, 누군가가 대신 해줄 수 없는 일이다. 외우기 어렵다면 검진 일정표를 달력에 기록해두고, 예약한 일정은 휴대전화 일정에 알람과 함께 저장해두면 혹시나 잊고 지나가는 불상사를 방지할 수 있다.

암은 홍역이나 볼거리처럼 한 번 걸렸다고 항체가 생겨서 다시 걸리지 않는 병이 아니다. 암 환자는 언제든 또 암에 걸릴 수 있다는 사실을 명심, 또 명심하고, 적극적으로 검진을 받도록 하자.

암을 따라오는
동반 질환 예방하기 ①

암 경험자는 암 외에도 동반 질환에 대한 주의가 필요하다. 고혈압, 고지혈증, 비만 및 당뇨, 골다공증 등이 주로 암 환자들이 가지고 있는 동반 질환인데, 이런 질환이 있는 암 경험자는 그렇지 않은 암 경험자에 비해 이차 암 발생 위험이 높다.

특히 심장질환과 신장질환이 함께 있을 경우 신체 기능 및 사회 활동 기능 등 삶의 여러 영역에 악영향을 끼치고, 당뇨와 뇌혈관질환은 성생활과 관련된 문제를 유발할 가능성이 높다. 따라서 암 환자와 경험자들이 주로 앓을 수 있는 고혈압과 당뇨에 대한 철저한 관리가 필요하다.

🍇 고혈압 관리

심혈관질환은 암에 따른 사망 원인 중 하나로 알려져 있을 정도 관리하지 않으면 무척 위험하다. 우리나라 암 경험자 중에서도 혈압이 160/100 이상으로 조절이 되지 않는 고혈압 환자의 경우에는 사망 위험이 20퍼센트 이상이나 증가했으며, 위암은 40퍼센트, 폐암은 51퍼센트, 대장암은 38퍼센트로 해당 암 환자는 정상 혈압의 암 환자보다 사망률이 더욱 크게 증가하는 것으로 나타났다.

더구나 심장 근육에 독성 작용을 가지는 항암제를 사용하였거나, 방사선 치료 때 치료 심장 부위까지 포함되는 경우에는 심혈관질환으로 인한 합병증 발생 위험이 높아질 수 있기 때문에 고혈압을 동반한 암 경험자는 습관 개선을 포함한 적극적인 혈압 관리가 필요하다. 꼭 의료진과 상의해 적극적인 고혈압 관리를 받기를 바란다.

고혈압을 예방하고 효과적으로 관리하기 위해서는 아래와 같은 습관을 실천하는 것이 중요하다.

- 건강한 체중 유지하기: 활발한 신체 활동이나 운동, 건강한 식습관을 통해 적절한 건강 체중을 유지하는 것이 암 치유는 물론 삶의 질 향상에 도움이 되며, 고혈압 같은 만성질환의 발병 위험도를 감소시킨다. 과체중인 암 경험자는 체중의 증가를 막고, 건강 체중을 유지하도록 노력해야 한다.
- 절주하기: 지나친 음주가 암에 미치는 영향은 앞에서 설명했다. 금주가 어렵다면

가능한 절주할 수 있는 방법을 찾아보자.

- 음식의 간은 약간 심심하다고 느낄 정도로 먹기: 과도한 염분 섭취는 혈압을 상승
  시킨다.
- **칼륨과 칼슘, 마그네슘 섭취하기:** 과일과 채소, 콩, 저지방 유가공 식품을 충분히
  먹음으로써 세포의 재생을 돕는 무기질을 충족할 수 있다.
- 식품 속 포화 지방을 줄이기: 포화 지방은 육류, 우유, 치즈 같은 동물성 식품에 있
  다. 이러한 식품을 제한하면 몸무게를 줄일 수 있고, 심혈관질환의 위험에서 벗어
  날 수 있다.
- 금연하기: 흡연은 이차 암 위험 및 심장마비, 뇌졸중의 위험성을 높이므로 무조건
  금연해야 한다.
- 수시로 혈압 측정하기: 언제 어디서든 주기적으로, 그리고 몸에 이상한 느낌이 들
  때 수시로 자가 진단할 수 있는 방법을 배우는 것이 좋다.

🔹 당뇨 관리

암 환자와 경험자의 혈당 조절은 이차 암 발생을 예방한다. 당뇨의 위험성을 가지고 있는 사람은 의료진의 지원에 따라 식습관을 개선하는 것이 시급하다. 그 다음으로는 금연, 절주, 운동으로 건강을 관리하고, 주기적으로 당뇨에 대한 선별검사를 받는 것이 중요하다. 당뇨 위험성을 가진 환자나 경험자는 다음의 식사법을 꼭 숙지해야 한다.

- 음식을 준비할 때는 저울, 계량 스푼 등을 이용해 적당량만 요리하기.

- 잡곡밥, 과일, 채소, 곤약, 해조류 등 섬유질이 많은 음식 섭취하기.

- 소금에 절인 생선, 건어물, 젓갈류, 버터, 김치 등 염분이 많은 식품 줄이기.

- 오징어, 내장기관, 달걀노른자, 햄, 베이컨, 소시지 등 콜레스테롤이 많은 식품 줄이기.

- 육류의 지방 부위, 동물성 기름 등 포화지방산이 많은 식품 줄이기.

- 맵고 짠 자극 있는 음식은 피하고 되도록 싱겁게 요리해서 먹기.

- 술은 영양가가 없고 열량만 내므로 절주를 통해 제한하기.

- 혈당을 단시간에 올리는 설탕, 꿀, 주스 등의 단순당 식품 줄이기.

- 식사일기를 작성하며 식습관의 문제점을 파악하고 수정하기.

- 무조건 금연하기.

　식단을 조절하면서 운동을 함께 실시하면 당뇨 관리에 더 큰 효과를 기대할 수 있다. 식후 1~2시간이 지난 뒤, 또는 인슐린 주사 후 최소 1시간 뒤에 운동하는 것이 적당하며, 자가 검진을 통해 혈당이 300mg/dl 이상일 때는 운동을 쉬어야 한다. 혈당이 지나치게 높은 상태에서의 운동은 오히려 당 대사를 악화시킬 수 있으므로 주의하기 바란다.

암을 따라오는
동반 질환 예방하기 ②

암 환자와 경험자는 앞서 소개한 비만이나 당뇨, 고혈압 외에도 고지혈증과 골다공증을 가지고 있거나 생길 가능성이 높기 때문에 각별히 신경 써야 한다. 치료 중에 동반 질환이 생기면 신체적 고통은 물론 더 큰 정신적 어려움이 뒤따르게 된다. 이러한 질병을 예방하고 고통을 줄일 수 있는 가장 효과적인 방법이 바로 생활 속 작은 실천이다.

● 고지혈증 관리

암 환자와 경험자는 일반인에게 권유되는 고지혈증 검사 기간 외에 정기적으로 받아야 하고, 생활습관 개선을 포함한 적극적인 콜레스테롤 조절이 필요하다.

고지혈증 관리의 가장 큰 목표는 열량 섭취를 줄여 적정한 건강 체중을 만들고 유지하는 것이다. 그래서 음식과 운동을 중심으로 하는 습관의 개선이 우선이며, 그래도 호전되지 않을 경우에는 약물치료를 받도록 한다.

- 포화지방산과 콜레스테롤, 단순당, 알코올의 과다 섭취를 피하고, 불포화지방산 및 섬유소를 많이 섭취하기.
- 1주일에 최소 5일 이상 하루 30분씩 유산소 운동을 중강도로 실천하기.

🦴 골다공증 관리

　유방암이나 전립선암 환자들은 호르몬 치료제를 장기간 복용하는 경우가 많은데, 호르몬 치료제는 유방암이나 전립선암의 재발을 막고 생존 기간을 늘리는 대신, 장기간 복용할 때는 골밀도가 급격히 낮아진다는 문제가 있다. 뿐만 아니라 항암치료를 받는 여성암 환자 상당수는 조기에 폐경이 되는 경우가 많아서 골다공증이 발생할 위험이 더욱 높기 때문에 최소 6개월에서 1년에 한 번씩은 골밀도 검사를 받아야 한다.

　골다공증을 여성에게만 나타나는 질환으로 알고 있는 사람이 많은데, 이는 사실이 아니다. 남성 역시 전립선암에서 사용하는 호르몬 치료로 골다공증이 발생할 수 있으며, 소아암 환자는 복합적인 항암요법과 다량의 스테로이드 치료로 골다공증이 흔하게 나타난다. 위암 환자도 위 절제술을 받으면 칼슘 흡수 능력이 떨어지기 때문에 골밀도가 감소한다.

골다공증은 가벼운 충격에도 뼈가 쉽게 부러지므로 골다공증 진단을 받으면 반드시 약을 복용해야 한다. 골다공증 약제의 종류에 따라 효과와 부작용, 복용 용법에 차이가 있기 때문에 의사와 상담을 통해 자신의 선호도와 상태에 맞는 약제를 선택하는 것이 바람직하다.

평소에 골다공증을 개선하기 위해서는 칼슘과 비타민 D 섭취, 운동을 통해 뼈를 단단하게 만들어야 한다.

- 우유, 멸치, 배추김치 등 칼슘이 많은 음식 먹기.
- 하루 10분 이상 햇볕을 쬐며 비타민 D 생성하기. 외출이 어려울 경우 보조제로 섭취하기.
- 걷기, 계단 오르기, 등산, 수영, 근력 운동 등 가능한 매일 꾸준히 운동하기.
- 탄산음료, 담배, 술, 즉석 식품, 커피 등 피하기.

주치의나 의료진을 통해 이차 암이나 다른 질환에 대한 검진 안내를 받지만 스스로 이해하고 하는 것과 어쩔 수 없이 하는 것은 큰 차이가 있다. 건강검진은 모든 건강습관과 마찬가지로 지속성이 중요한데, 이리저리 끌려다니며 수동적으로 검사를 받게 되면 몸과 마음이 쉽게 지쳐서 권태를 느낄 수 있다. 결국 건강한 몸을 되찾고 싶은 환자의 의욕을 절감시키며 소극적인 자세를 취하게 만든다.

나는 25년 넘게 환자를 돌보고 암을 연구해왔지만 병을 예방하는 '단 하나의 비법'은 없다고 단언한다. 자기의 몸에 대해 관심을 갖고, 몸이 좋아하는 습관을 유지하며 관리하는 것만이 최선의 예방이다.

건강은 건강할 때부터
관리해야 한다

젊은 사람일수록 자신의 건강에 자만하는 경향이 있는데, 건강검진은 건강할수록 챙겨야 한다. 약 반세기 전과 비교해봐도 그때의 청년과 지금의 청년의 몸 상태는 상당한 차이가 있다. 키나 발육 상태는 월등히 높아졌지만, 반대로 뼈나 관절, 소화기관 등은 훨씬 약해졌다.

공황 장애, 우울증, 불면증 등 정신 관련 질환의 급증은 물론, 여성의 경우 평균적으로 50대 이상에서 나타나는 폐경이 20~30대의 젊은 여성에게서도 나타나고 있다. 운동 부족이나 영양 불균형, 스트레스, 무리한 다이어트, 지나친 음주와 흡연, 환경오염 등 좋지 않은 습관과 환경적인 요인이 무수히 작용한 탓이다.

이렇듯 건강에 직간접적으로 영향을 미치는 요인들을 평소에 관리하지 않으면 큰 위기를 초래할 수 있다. 정기적인 검진과 건강에 대한 관심은 삶의 질과 행복에 바로 직결된다는 점을 명심하자. 100세 시대가 다가오는데 건강하지 않다면 장수한들 무슨 의미가 있겠는가?

20~30대는 가족력이나 생활습관을 고려해 발병 위험성이 있는 질환을 체크하고, 적극적으로 건강한 생활습관을 만드는 노력이 필요한 시기다. 노력에 따라 예방이 가능하며 가장 좋은 효과를 볼 수 있는 시기이기도 하다. 40대는 신체의 기능이 서서히 떨어지며 간이나 폐, 심장 관련 질환이 급격히 증가하기 때문에 매년 건강검진을 실시하고 운동을 병행하며 건강관리에 노력을 기울여야 한다.

암이나 치매, 뇌졸중 같은 중대 질환의 발병률이 급증하는 50대 이상의 장년층은 더 집중적으로 자신의 건강을 체크해야 한다. 노화가 진행되고 있어 암 치료에도 많은 어려움이 있기 때문에 질병을 조기에 발견하는 정기적인 건강검진이 필수적이다.

사실 모든 사람이 나이나 성별에 상관없이 개인의 특성을 고려해 정기적으로 건강을 체크해야 한다. 그중에서도 혈압과 치아, 눈 검진은 필수적이다. 병원이나 가까운 보건소를 이용해 적어도 1년에 한 번은 확인해야 한다. 그리고 모든 암 환자는 면역력이 떨어져 있기 때문에 독감 예방접종, 폐렴 예방접종이 필수다. 부록의 연령별 필수 건강검진 리스트를 참조해서 자신의 연령, 성별, 질병에 맞는 필수 건강검진 항목을 숙지하고, 실행해보자.

검증되지 않은
민간요법을 경계하라

많은 사람이 건강에 좋다고 알려진 특정 음식이나 유기농 식품을 챙겨 먹는 것이 건강한 식사라고 생각한다. 일부 환자 중에서도 병원에서 시행하는 치료 외에 주위의 권유나 TV에 나온 내용에 따라 항산화 성분이 포함된 음식과 약제를 과도하게 섭취하고, 검증되지 않은 민간요법이나 대체요법이 마치 '만병통치약'인 것처럼 의존한다. 이런 방법으로 암을 고친 사람이 실제로 있을 수도 있지만 극소수에 해당하고, 그렇지 않은 사람들에게 심한 부작용을 일으킬 수도 있다.

모든 음식에는 양면성이 있기 때문에 효능과 부작용을 동시에 가지고 있다. 환자들이 많이 먹는 녹즙이나 해독주스도 다량 섭취하면 설사나 변비, 구토, 두통 등의 증상이 나타날 수 있다. 항암작용에 효과가 있다는 커피도 대여섯 잔씩 지속적으로 마시게 되면 부정맥의 위험이 있다.

부작용이 없다고 믿는 비타민이나 영양제도 과하게 먹으면 건강에 치명타를 주기 때문에 일일 상한 섭취량이 있는 것이다. 특히 체력이 떨어진 상태에서 약을 복용하고 있는 환자들이 빨리 기력을 회복하려고 이것저것을 한꺼번에 섭취하게 되면 몸 안에서 충돌이 일어나 오히려 건강이 악화될 수 있다.

무엇이든 지나치면 독이 된다. 음식이나 민간요법, 이런 것에 맹신하는 마음도 그렇다. 건강은 전체적인 관점에서 생각해야 한다. 아무리 몸에 좋은 음식이라도 한 가지만 섭취한다면 몸의 불균형을 초래하고, 건강에 꼭 필요한 운동도 무리하면 결과적으로 몸에 더 해롭다.

정기검진으로 암 경험자들과 1년 만에 만나면 전보다 더 몸이 안 좋다고 호소하는 경우가 종종 있다. 그래서 약 외에 무엇을 많이 먹고 있느냐 물어보면 하나같이 밥보다 한 가지 식품을 더 많이 섭취하고 있었다. 담당의로서 참 씁쓸해지는 순간이었다. 그동안 오랜 시간을 함께 치료하며 건강에 대한 많은 이야기를 들려줬다고 생각했는데 내 역할을 하지 못한 것 같아서 반성이 됐다.

건강해지고 싶은 마음은 충분히 이해한다. 그러나 의사로서 단언할 수 있는 것은 "이것만 먹으면 암이 낫는다", "이렇게 하면 암세포가 죽는다" 하며 시중에 알려진 민간요법이나 특정한 약제, 건강식품 중에는 과학적으로 입증된 것이 거의 없다는 사실이다. 매스컴을 통해 소개되는 건강 정보에도 사실은 정보를 가장한 광고인 경우도 많다. "먹기만 해도, 따라 하기만 해도 병이 사라지는 묘약"은 세상에 없다.

의사가 처방하는 것 외에 의사와 상담하지 않고 행하는 일들은 오히려 환자를 위험에 빠뜨릴 수 있음을 명심해야 한다. 주치의의 치료 방침에 적극적으로 협조하고, 정기적으로 건강검진을 받으며 올바른 식습관과 생활습관을 기르는 것이 건강해지는 가장 빠른 길이다.

건강검진을 맹신하지 마라

검진은 건강상태를 파악하기 위해 규칙적으로 실시해야 하는 중요한 과제다. 그러나 자신의 건강상태를 검진에만 맡기는 것은 매우 위험하다. 검진 결과에서 '정상'이라는 판정이 나오면 의기양양해지며 지금까지의 생활방식을 합리화한다. 건강을 염려하던 사람도 "뭐야, 담배를 피워도 괜찮잖아"라며 잘못된 습관을 이어간다. 모든 질병을 검진만으로 밝힐 수는 없다. 검진의 목적은 질병의 예측이 아닌 예방이다. 검진 결과를 지나치게 확대하고 안심해서는 곤란하다.

가장 건강할 때 건강을 챙겨라

건강을 잃는 것은 전부를 잃는 것과 같다. 병을 고치려면 돈도 들고, 시간도 들고, 몸도 힘들고, 마음까지 무너진다. 그래서 건강은 가장 건강할 때 지켜야 한다. 건강검진을 하는 것은 내 몸에 대한 최소한의 의무다. 초기 증상이 잘 나타나지 않는 암이나 가족력에 따른 질환, 직업에 따른 고질적인 질환, 암 환자의 재발이나 이차 암 예방을 위해서도 최소 6개월에서 1년에 한 번씩 지속적으로 검진을 받아야 한다. 건강은 우리가 하고 싶은 일을 열심히 하고 행복을 추구할 수 있게 돕는 최고의 보험이다.

행복한 가장이 된
편종제 씨

　예순을 앞둔 어느 날 암 선고를 받았습니다. 나이가 들어 기력이 쇠해지고 있었지만 아내와의 생활을 유지하기 위해 건설현장에서 일을 해왔습니다. 넉넉하지는 않아도 불만족스러운 것도 없던 삶이었습니다. 거의 평생을 육류나 술을 즐기지 않고 채소 위주로 식사를 해서 건강만큼은 자신 있었는데, 착각이었습니다. 30년간 매일 한 갑 이상씩 줄담배를 피웠으면서 어떻게 건강하다고 생각했을까요.

　결국 위의 일부를 잘라냈습니다. 수술 후 1년이 지나자 몸무게가 10킬로그램 줄었습니다. 줄어든 몸무게만큼 삶의 질도 저하됐지요. 암 환자에 대한 편견인지 나이가 많아서인지 일을 구할 수가 없었습니다. 가장으로서의 역할이 흔들리자 자신감이 사라지고 건강해지려는 의욕도 떨어졌습니다. 35년 넘게 일하며 가족의 생계를 책임져왔는데 쓸모없는 사람이 된 것 같아서 점점 더 불안하고 우울해졌습니다.

　시간이 흘러 다시 일하게 되었지만, 의사는 일을 내려놓고 삶을 돌아보며 여유를 즐기라고 했습니다. 가족들도 내게 충분히 고생했다며 쉬기를 원했습니다. 그들의 의견을 받아들여 자발적으로 일을 그만뒀습니다. 새삼 가족들의 관심과 사랑을 느낄 수 있었습니다. 가장의 역할을 잃고 내 가치가 없어졌다고 생각하던 때가 언제였는지 잊을 정도로 편안한 날들이 이어졌습니다.

수술 후 5년의 시간이 지나는 동안 우울할 때도 있었고, 삶에 지치는 순간도 드문드문 찾아왔습니다. 그럼에도 의사의 조언에 따라 빠짐없이 운동을 했고, 완전히 금연하며 좋은 생활습관을 유지하려고 노력했습니다. 세월은 피할 수 없어서 피로를 느끼는 횟수가 증가했지만, 그전보다는 더 건강하고 가벼운 몸을 갖게 돼 만족하고 있습니다.

이 모든 것이 나를 지켜주고 응원해준 가족의 사랑 덕분이라고 생각합니다. 나를 필요로 하고 아끼는 사람이 이 세상에 존재한다는 것, 그런 아내와 가족들이 있다는 것만으로도 삶은 아름답습니다.

검은 콩이 들어간 따뜻한 밥에 애호박과 양파, 두부를 넣어 끓인 구수한 된장찌개, 그리고 갓 구운 생선까지… 평생을 아내가 해주는 밥을 먹고 살아왔지만 미처 알지 못했습니다. 그 안에 아내의 사랑과 관심이 가득 들어 있었다는 것을 말입니다.

어쩌면 삶이라는 것은 거창한 것이 아닐지도 모릅니다. 소중한 사람이 내 곁에 존재하고, 소소한 일상과 감정들을 느끼면서 살아가는 것, 그것이 진정한 행복이 아닐까요.

건강을 지키기 위해서는 무엇보다 무리하지 않고 나에게 맞는 생활을 유지해야 한다. 생활의 기본만 유지해도 우리 몸에 나타나는 질환의 대부분을 예방할 수 있다.

환자들과 상담하다 보면 아무것도 하지 않고 쉬는 것이 휴식이라고 생각하는 사람이 많아서 매번 놀라곤 한다. 이는 피로를 다스리는 좋은 방법이 아니다. 아무것도 하지 않는 쉼도 필요하지만, 이보다 더 중요한 것은 스트레스를 받지 않고, 규칙적인 활동과 운동, 건강한 식생활을 통해 신체 균형을 원래 상태로 돌리려는 노력이다. 이것이 바로 내 몸을 위한 가장 좋은 휴식이다.

올바른 휴식이
제일 좋은 처방이다

•● 나에게 맞는 생활 ●•

"

치료가 끝나자 불면증이 생겼습니다.
모든 게 귀찮아서 종일 누워만 있었어요.
스스로가 한심했지만 어찌할 도리가 없었죠.
그러다 문득 생각을 바꿔보기로 했습니다.
'어떻게 얻은 일상인데, 이렇게 허비할 수는 없어!'
바로 의사에게 피로와 수면 관리 방법을
조언받았습니다. 노력 끝에 지금은
규칙적으로 자고 개운하게 일어납니다.
아침에 떠오르는 해를 보며 마시는 차 한 잔이
그동안 고생한 나에게 주는 최고의 선물입니다.

_42세, 지성원 씨

"

마음을 돌보면
잠이 잘 온다

부모가 아이들을 재울 때 흔히 쓰는 말이 있다.

"이제 꿈나라로 가야지~"

어른이 들어도 참 포근하고 편안한 표현이다. 꿈나라는 잠과 같은 말이면서도 '잠이 깊이 든다'는 의미도 갖고 있다. 여러분은 마지막으로 숙면을 취해본 적이 언제인가? 남녀노소 할 것 없이 생각보다 많은 사람이 불면의 고통을 호소하면서 잠을 깊게 자지 못한다.

수면과 건강은 떼려야 뗄 수 없는 관계다. 평균적으로 우리 인생의 3분의 1을 잠으로 보내기 때문이다. 어떻게 자느냐에 따라 나머지 3분의 2의 삶이 달라진다는 사실은 강조하지 않아도 누구나 잘 알고 있을 것이다. 수면은 몸의 균형을 바로 세우면서 피로를 풀고 활력을 주는 적극적인 생명 활동이다. 그래서 잠이 부족하거나 설쳤을 때 다음 날의 컨디션이 눈에 띄게 나빠지는 것을 경험해봤을 것이다. 집중력이 떨어지고 감정 기복도 심해져서 별것 아닌 일에도 민감하게 반응하게 되고, 무기력, 의지 저하, 우울 등이 나타나기도 한다. 이처럼 수면 부족은 단순히 '잠이 좀 부족한' 정도로 넘길 일이 아니다. 심한 경우 비만과 고혈압, 당뇨병, 심장질환 등의 발생으로 이어지며 생활 전반에 나쁜 영향을 주고 있다는 것을 알아둬야 한다.

특히 암 경험자에게 잠은 보약 이상으로 회복을 돕는 중요한 역할을 하기 때문에 올바른 수면 관리가 필요하다. 이들 중에는 수면 부족과 수면 장애를 호소하는 사람이 많고, 그에 따라 치료와 회복이 더디게 진행되기도 한다.

수면 문제는 암에 관련된 원인뿐 아니라 치료 부작용, 불안 심리, 잘못된 생활습관, 소음 등 주변 환경의 영향으로 발생한다. 그중에서 특히 정신적 스트레스를 주범으로 꼽을 수 있다. 검진을 앞두었을 때, 가족 간의 갈등이 있을 때, 재발할지도 모른다는 불안감이 들 때, 치료를 마치고 직장 복귀를 앞두었을 때 특히 스트레스가 높아지고 잠을 못 이루게 된다. 일시적인 불면 증상이 아니라 지속적으로 반복되면 '불면증(심인성 수면 장애)'이라는 만성 수면 장애로 바뀔 수도 있다.

불안과 우울 증상은 환자의 수면 장애와 매우 높은 연관성을 보였다. 불면 증상이 3주 이상 지속될 때는 의료진에게 말해서 전문적인 도움을 받아야 한다. 수면 장애 초기에는 처방으로 받은 수면제가 도움이 되지만, 약물 복용은 근본적인 해결책이 되지 못한다. 무엇보다 잠을 방해하는 문제를 객관적인 시각으로 바라보는 것이 중요하다.

이때는 주치의에게 고민을 털어놓고 해결 방법을 찾는 것이 좋다. 나는 진료가 끝날 시점에 환자에게 "더 궁금한 것이 없으십니까?" 질문을 한다. 그럼 여지없이 나오는 것이 두려움과 불안 상태. 가장 많이 힘들어하는 불안, 우울증, 끝없이 이어지는 걱정 때문이라면 자신을 괴롭히는 심리적 원인이 어디서부터 비롯되는지를 찾아봐야 한다. 무엇 때문에 불안해졌을까? 걱정거리를 스스로 만들어낸 것은 아닐까? 걱정이 실제로 일어날 확률은 어느 정도일까? 노력하면 해결할 수 있는가?

밤새 잠을 뒤척이게 하던 문제를 객관적인 관점에서 바라본다면 생각보다 심각한 문제가 아님을 깨닫는 계기가 될 수도 있다.

잠을 깊게 자기 위한
10가지 수면 습관

수면 장애의 가장 큰 약은 마음을 편안하게 해서 '제대로 자는 것'이다. "다 잘될 거야"라는 마음가짐을 갖고 잠이 잘 오는 수면습관을 만들어야 한다. 즉 자기 전에 일련의 의식을 하나씩 수행하면서 몸과 마음을 숙면으로 유도하는 것이다.

수면 부족이나 수면 장애로 어려움을 겪고 있다면 아래에서 소개하는 10가지 좋은 수면습관과 자신의 습관을 비교해서 잘못된 부분을 조금씩 바꿔보자.

1. 매일 일정한 시간에 일어난다

수면은 일종의 리듬이다. 규칙적으로 자고 일어나는 습관을 반복하면 우리 뇌가 수면 리듬에 따라 스스로 자고 일어날 준비를 한다. 주말에도 평일과 같이 생활하고, 규칙적으로 생활할 수 있도록 알람을 맞춰놓으면 편하다. 적절한 수면 시간은 사람마다 달라서 콕 집어서 말할 수는 없다. 낮 시간에 활동하는 데 지장이 없는 최소한의 수면이 자신의 적정 수면 시간이다. 사람마다 다르지만, 일반적으로 7시간 정도가 적당하다.

2. 침실은 오로지 잠자는 곳으로만 이용한다

누었는데 30분이 지나도 잠이 오지 않는다면 침실 밖으로 나와서 독서나 음악 감상 같은 취미 활동을 하라. TV 시청이나 게임, 스마트폰 사용 등은 피한다. 오히려 수면을 방해한다. 전자기기의 푸른빛(블루라이트)이 수면 호르몬이라고 할 수 있는 '멜라토닌'의 분비를 억제해 수면을 방해한다. 그러다가 졸음이 오면 다시 침실로 들어가 잠을 청하는 것이다. 억지로 자기 위해 애쓰다 보면 오히려 강박에 사로잡혀 쉽게 잠을 이루지 못한다.

그리고 양질의 수면을 위해 침실의 환경을 어둡고, 서늘하면서도 약간 습하게 유지하는 것이 좋다. 침실의 분위기를 위해서 조명을 사용하는 사람들이 많은데, 잘 때는 아주 어둡게 하는 것이 좋고, 20~23도 정도로 방 온도를 설정하면 약간 떨어진 체온이 잠에 깊게 들도록 도와준다. 그리고 잘 때 코가 막히면 잠이 쉽게 깨기 때문에 침실의 습도를 50퍼센트 정도로 유지하는 것이 좋다.

3. 잠자기 전에 따뜻한 물로 샤워나 반신욕, 족욕을 한다

샤워나 목욕은 체온을 높여서 몸과 마음을 편안하게 하고, 목욕 후에는 체온이 떨어지면서 잠들기 좋은 상태로 만들어준다. 단 15분을 넘기지 않도록 짧게 하는 것이 바람직하다.

4. 허기가 져서 잠이 안 온다면 자극적이지 않은 간식을 먹는다

유제품이나 바나나 등은 트립토판(tryptophan) 성분을 함유하여 숙면에 도움을 준다. 식이를 통해 흡수해야만 하는 필수아미노산의 일종인 트립토판은 우유에 많이 함유되어 있어 불면에 따뜻한 우유가 종종 추천되는 이유이기도 하다. 그리고 평소 배가 부르는 양이 아니라 살짝 간만 본 정도로만 섭취해야 한다. 자기 직전에 음식을 먹으면 소화를 시켜야 하기 때문에 피로와 독소를 풀어야 하는 몸의 역할이 줄어든다.

5. 이른 오후에 유산소 운동을 한다

운동은 뼈와 근력을 강화해 적정한 체중을 유지하게 하는 동시에 기분을 전환시키고 피로를 해소하기 때문에 숙면에 도움이 된다. 단 최소 잠자기 4시간 전, 오후 2~5시 사이에 실시하는 것이 가장 좋고,

산책이나 빠르게 걷기 등 무리하지 않는 수준에서 가볍게 유산소 운동을 하는 것이 바람직하다.

6. 규칙적인 생활을 실천한다

바쁜 일과 생활 탓에 끼니도 제시간에 먹기 힘든 것이 현실이지만, 그렇기 때문에 더욱 더 규칙적으로 생활해야 빠른 시일 내에 몸이 가벼워지고 아침에 일어나기 편해진다.

7. 잠자기 6시간 전에는 카페인을 섭취하지 않는다

커피, 녹차, 홍차는 물론 탄산음료나 초콜릿, 코코아 등 카페인이 함유된 음료는 먹지 않는 것이 좋다. 카페인에 민감하지 않은 사람도 적정량을 초과하면 불안이나 두통 등을 유발해서 수면의 질을 떨어뜨린다. 카페인 음료 대신 물을 마시는 것이 좋지만, 물 역시 잠들기 전에 많이 마시면 배뇨작용 때문에 자주 깨게 되기 때문에 한 잔 이상 마시지 않는 것이 좋다.

8. 잠자리에 들기 전에 담배를 피우지 않는다

담배의 주성분인 니코틴은 뇌를 자극하는 물질이며, 각성효과가 있어 잠을 방해한다. 알코올도 잠들려는 몸을 방해한다. 술을 마셔야 잠이 잘 온다고 생각하는 사람들이 있지만 실제로는 알코올이 분해되면서 오히려 잠을 깨우는 자극제로 작용한다. 또한 코골이, 수면무호흡증을 악화시키기 때문에 반드시 피해야 한다.

9. 낮잠이 필요하다면 30분 이내로 잔다

그 이상의 긴 낮잠은 일어날 때 불쾌감을 줄 수 있고, 생체 리듬을 떨어뜨려 무기력하거나 피곤함을 느끼게 하고 밤 수면을 방해한다.

10. 수면제는 3주 이상 복용하지 않는다

수면제를 오래 복용하면 내성이 강해지고 약에 의지하게 되는 부작용이 따를 수 있다. 수면제는 가급적 하루 건너 복용하는 것이 좋다. 위에서 소개한 수면법을 실천하면서 수면제의 양을 줄이거나 먹지 않고 자는 날을 정하는 것도 좋다. 스스로의 노력으로 문제를 해결하고 삶이 편안해지는 긍정적인 경험을 해보기 바란다.

참지 말자,
통증은 조절할 수 있다

암 경험자에게 통증은 골치 아픈 문제다. 암이 제거되었는데 통증이 지속되면 환자들은 '혹시 암이 재발한 것은 아닐까?' 하는 걱정과 불안에 사로잡혀 피로, 수면 장애 같은 문제에 이중으로 시달린다. 하지만 암이 재발한 것이 아니라 암 덩어리가 신경계에 손상을 입힌 상처가 남아 있기 때문에 통증이 지속되는 것일 수 있다.

암 환자에게서 나타나는 통증은 다양하다. 암의 종류나 진행 정도, 개인의 건강 상태에 따라 다르지만, 보통 후기로 갈수록 통증이 강해진다. 조기 암 환자 중에서는 30~50퍼센트가 통증을 경험하며, 진행 암 환자의 70~90퍼센트 이상이 통증을 느낀다. 전체 통증의 65퍼센트가 암 덩어리가 뼈나 신경, 장기를 누르기 때문에 발생하고, 25퍼센트는 항암치료나 방사선 치료에 따른 부작용 때문에 나타난다. 그 외에도 근육 수축이나 변비, 욕창, 감염, 현재 질병과 상관없이 두통이나 근육통, 협심증, 당뇨병성 신경증, 퇴행성 골관절 등의 질환에 따라 통증이 나타날 수도 있다.

그런데 안타깝게도 암 환자의 약 53퍼센트가 적절하게 통증을 조절하지 못하는 것으로 알려져 있다. 이는 미국이나 프랑스 등 선진국보다 훨씬 높은 수치다. 통증을 관리하지 않으면 스트레스가 높아져서 우울과 불안 증상에 시달리고, 이는 곧 수면 장애로 인한 만성 피로, 무기력증 등을 불러온다.

또한 친구나 가족과의 불화, 음식 섭취의 제한, 의지 저하 등 일상생활 전반에 부정적인 영향을 미친다. 그리고 당연하게도 암 치유에도 결코 좋은 영향을 미치지 않는다.

여기에는 '참으면 나아지겠지', '진통제 부작용이 더 심각하다' 같은 환자의 잘못된 믿음도 통증 관리를 방해하는 요인으로 한몫하고 있다. 그러나 의사의 처방에 따른 올바른 통증 관리는 치료의 효과를 높이는 것은 물론, 피로를 줄이고 삶의 질을 개선하기 때문에 환자가 적극적인 자세로 참여해야 한다.

많은 환자들이 두려워하는 통증의 85~97퍼센트는 적절한 처치를 통해 조절이 가능하다. 통증이 나타날 때는 즉시 의료진에게 말해서 초기에 진통요법을 쓰는 것이 효과적이다. 암 환자에게 통증 관리의 최종 목표는 '완전한 통증 조절'이다. '완전한 통증 조절'은 통증으로 괴로워하는 환자가 전혀 통증을 느끼지 않고, 통증이 다시 생기는 것을 방지하는 것이다.

이러한 통증 관리의 기본은 진통제다. 전문 의료진은 환자의 보고에 따라 통증의 강도와 양상을 고려한 후 정확한 진통제를 처방한다. 따라서 담당의나 의료진에게 자발적으로 통증의 증상을 세세하게 보고하는 것이 중요하다. 평소에 일기장이나 집 안에서 잘 보이는 곳에 기록해두고, 진료받을 때 보여주면 통증을 더욱 빠르게 잡을 수 있다. 담당의의 진료 일자와 시간, 병원의 응급 전화번호를 알아두면 급할 때 도움받을 수 있다.

가벼운 통증의 경우에는 대부분 비마약성 진통제로 조절하고, 중강도 통증이면 약한 마약성 진통제, 심한 통증일 때는 강한 마약성 진통제를 처방한다. 비마약성 진통제란 해열과 소염에 효과가 있는 아스피린이나 타이레놀 같은 진통제다. 마약성 진통제의 중독과 부작용에 대해 우려하는 환자들이 있는데, 크게 걱정할 필요는 없다. 의사가 환자의 몸 상태를 주의 깊게 살피며 처치하기 때문에 의사의 지도에 잘 따르면 된다.

먹는 약물 외에도 피부에 붙여서 약을 서서히 퍼지게 하는 패치나 항문에 삽입하여 약효가 바로 몸으로 흡수되는 좌약의 방법도 있다. 또 진통제를 정맥에 바로 주입하는 피하주사, 정맥주사, 가는 줄을 통해 척수강 내에 진통제를 주사해서 통증을 완화하는 경막외 주사 등의 방법이 있다. 자가관리법으로는 마음의 긴장을 푸는 이완요법이나 냉찜질, 온찜질, 마사지 등이 통증을 줄이는 데 도움이 된다.

진통제는
해롭지 않다

처음 진통제를 처방받으면 간혹 부작용으로 변비나 구역질, 구토, 졸음, 호흡 저하 등이 생길 수 있으나 복용한 후 며칠이 지나면 대부분 사라진다. 또한 이런 부작용은 쉽게 조절이 가능하기 때문에 몸에 이상 증상이 나타나면 바로 의료진에게 알리면 된다.

물을 평소보다 더 많이 섭취하고 수분이 함유된 채소나 과일, 과일 주스를 끼니마다 챙겨 먹는 것이 변비를 예방하는 방법이다. 그럼에도 변비가 지속된다면 의료진에게 요청해 변을 묽게 하는 약을 처방받아 복용하면 금세 호전된다.

또 초기에 부작용으로 구역질이 날 수 있다. 속이 토할 것처럼 몹시 울렁거릴 수 있는데, 보통은 하루나 이틀 후에 나아진다. 증상이 심해서 음식을 먹기 힘들 정도라면 변비와 마찬가지로 이러한 부작용을 감소시키는 약을 처방받을 수 있다.

통증이 심해서 마약성 진통제를 복용하는 환자는 약이 강하기 때문에 처음에 잠이 급격히 몰려오거나 정신이 약간 혼미해질 수 있다. 잠든 환자를 흔들어 깨워봤을 때 또렷하게 정신을 차리고 대화가 된다면 걱정할 필요는 없다. 그러나 몸을 흔들거나 큰소리로 불러도 잘 깨어나지 않고, 깨어났다가도 바로 잠들어버린다면 일단 약을 중단하고 호흡수를 관찰해야 한다.

통증 정도에 따라 진통제 용량을 빠르게 늘리는 경우가 있는데, 이때 부작용으로 호흡이 느려질 수 있다. 1분 동안 호흡하는 횟수가 10회 이하로 떨어지며 호흡 곤란을 겪는다면 약 복용을 중단하고 즉시 병원을 찾아 진료를 받아야 한다.

많은 환자가 진통제에 중독되거나 부작용을 우려한 나머지 치료에 꼭 필요한 약을 복용하지 않고 주저한다. 그러나 이런 문제는 매우 드물다. 약의 중독성을 연구한 미국의 연구에서 '마약성 진통제'를 사용한 환자 1만 2,000명 중 단 4명(0.03퍼센트)만이 중독 증상을 보였고, 영국의 연구에서는 100명 중 1명도 중독 증상을 보이지 않았다.

많은 환자가 통증이 감소함에 따라 용량을 줄였고, 중독 증상을 전혀 보이지 않았다는 것은 이미 여러 연구에서 검증되었으며, 나의 오랜 경험에서도 확신할 수 있다. 다만 장기간 복용하는 경우에는 의존성이 생길 수도 있는데, 이는 자연스러운 생리현상으로 이해하면 된다. 의사의 처방에 따라 진통제를 사용한다면 의존성은 있어도 금단 증상이 일어나지 않기 때문에 장기간 사용하는 데 큰 문제가 되지 않는다.

이제 진통제에 대한 오해를 버리고 의료진과 상의해서 안전하게 복용하도록 하자. 진통제를 올바르고 적절하게 이용하면 고통 없이 편안하게 일상을 즐기고 편안한 잠자리도 가능해진다.

긴 휴식보다
좋은 휴식을 취하라

"손가락 하나도 까닥하기 싫을 정도로 피곤할 때가 많아요. 어떻게 해야 할까요?"

피로는 암 환자와 경험자가 가장 많이 고통을 호소하는 것 중에 하나다. 암 경험자의 70퍼센트 이상이 일상생활이 힘들 정도의 심각한 피로 증상을 경험한다. 환자들이 느끼는 피로 증상은 무기력함, 집중력 저하, 불면 또는 반대로 너무 긴 수면, 우울, 슬픔, 좌절감, 분노 등 다양하다.

환자들은 오랜 투병 생활로 면역력과 체력이 저하됐기 때문에 누워서 지내는 시간이 많고, 그러다 보니 자연히 활동량이 감소하면서 피로가 쌓이고 신체 능력이 저하되는 악순환을 낳는다. 피로 증상은 몸의 회복과 함께 나아지는 것이 일반적이다. 그러나 완치 이후에도 피로가 지속된다면 병원을 방문해 상담과 전문적인 검진을 받고, 이상이 없다면 생활 속에서 원인을 찾아봐야 한다.

대부분의 환자가 암에 집중한 나머지 피로를 관리해야 하는 대상으로 여기지 않는다. 상담하다 보면 아무것도 하지 않고 쉬는 것이 휴식이라고 생각하는 사람이 많아서 매번 놀라곤 한다. 이는 피로를 다스리는 좋은 방법이 아니다. 긴 휴식도 중요하지만 쉬는 것만큼이나 스트레스를 해소하고, 규칙적인 활동과 운동, 건강한 식생활을 통해 신체 균형을 원래 상태로 돌려야 한다. 치료 후 겪는 피로는 신체적 증상과 달리 일반적인 약물요법만으로는 해결할 수 없다.

피로 역시 다른 질환과 마찬가지로 극복하려는 마음가짐이 가장 중요하다. 처음부터 모든 것을 완벽하게 해내려는 것은 오히려 피로를 증가시키는 또 다른 원인이 될 수 있다. 현재 자주 겪는 피로 증상과 원인이 무엇일지 스스로에게 질문해보고, 해결할 수 있는 방법을 찾아보자.

이를테면 새벽 늦게까지 TV를 본다거나, 거절을 하지 못해서 억지로 사람들의 부탁을 들어준다거나, 건강을 위해 입에 맞지 않는 음식을 먹느라 오히려 식욕이 줄었다거나, 더 피곤해질까 봐 가만히 앉아만 있거나 하는 등 곰곰이 생각해보면 자신의 생활에서 피로를 유발하는 꽤 많은 문제점을 발견하게 될 것이다. 다행인 것은 스스로가 관리할 수 있는 일상생활 속 영역이라는 점이다.

거울 앞에 서서 자신의 모습을 가만히 바라보자. 무기력하고 지친 모습인가, 혈색이 건강하고 활기찬 모습인가?

피로 관리는 시작이 반이다. 지금부터 스스로 노력할 수 있는 만큼 건강한 휴식 계획을 세우고 조금씩, 꾸준히 실천해보자. 혼자서 실천하기 어렵다면 가족에게 도움을 구하는 것도 좋은 방법이다. 가족이나 주변 사람들의 지지가 있을수록 피로가 감소한다는 것이 연구로 밝혀져 있다.

어떻게 쉬느냐에 따라 남은 인생이 달라진다

피로를 다스리기 위해서는 아무것도 하지 않는 쉼도 필요하지만, 이보다 더 중요한 것은 스트레스를 받지 않고, 규칙적인 활동과 운동, 건강한 식생활을 통해 신체 균형을 맞추는 노력이다. 이것이 바로 내 몸을 위한 가장 좋은 휴식이다. 건강습관은 어느 것도 거창하지 않다. 생활의 기본만 유지해도 우리 몸에 나타나는 질환의 대부분을 예방할 수 있다는 점을 명심하자.

수면제는 보조제일 뿐이다

현대인의 대다수가 만성적인 수면 부족에 시달리고 있다. 자신은 충분히 수면을 취하고 있다고 생각하지만 사실 수면의 질이 매우 낮아진 상태다. 많은 환자들이 "잠들기 힘들다", "낮에 지나치게 졸리다" 등의 여러 수면 장애를 호소한다. 특히 '불면증'은 아주 흔한 질환이 됐다. '병이 문제지 다른 치료방법이 있겠어?'라고 생각하면서 별 다른 노력을 하지 않고 그때마다 수면제를 유일한 방법으로 사용한다. 수면제를 복용하는 것이 나쁜 것은 아니지만 생활습관을 바꾸는 것만으로도 불면을 개선할 수 있으며 수면제는 보조제로 사용하는 것이 바람직하다.

몰입의 즐거움을 알게 된
양지택 씨

　잠깐 혼돈의 시기를 겪었다고 해야 할까요? 위암 진단을 받고 나서는 몸의 통증보다 앞으로 전개될 미래에 대한 두려움이 가장 겁나고 혼란스러웠던 것 같아요. 죽을 지도 모른다는 생각이요. 가족들이 너무 슬퍼해서 그런 감정들이 전염되더라고요. 나 없이 남게 될 가족들을 생각하면 불안하면서도 한편으로는 '그냥 죽는 게 내가 편안하지 않을까' 하는 생각도 들고, 이런저런 이기적인 생각을 하는 내 자신이 한심하기도 했습니다.

　두려움에 사로잡혀 수술을 기다리던 날이 내게는 가장 힘들었습니다. 마침내 수술이 끝나고 경과가 좋다는 의사의 말을 듣고 나서야 비로소 안도의 한숨을 내쉬었습니다. 그때 처음 들었던 생각이 '살았구나'였어요. 가족들에게 고맙고 미안한 마음도 밀려왔습니다.

　집으로 돌아온 뒤에는 운동할 겸 근처 산에 있는 절을 찾아갔습니다. 원래 종교가 없었는데, 어릴 적에 부모님을 따라 절에 가면 마음이 편안해졌던 기억이 떠올라서 1주일에 한두 번씩 갔습니다. 4박 5일 일정의 템플스테이를 신청해서 108배를 시작으로 1,000배를 하기도 했습니다.

　처음에는 여러 생각을 하면서 절을 시작해요. 그런데 700배가 넘어가면 어느 순간부터는 아무 생각이 들지 않아요. 나를 잊어버리게 되더라고요.

내가 왜 이걸 하는지도 잊어버리고, 내가 암 환자라는 사실도 잊어버리게 됩니다. 그냥 아무 생각 없이 자동적으로 절을 하고 땀을 흘리다 보면 어느 순간 나를 돌아보게 되는 시간이 와요.

과거에서부터 지금, 미래를 계속 왔다 갔다 하면서 어떻게 살아야 할까, 나와 내 가족이 모두 행복해지는 길은 무엇인지를 진지하게 물어보고 답을 찾게 돼요. 몰입을 통해 지금까지 신경 쓰던 중요하지 않던 일이나 불필요한 사람들을 가려내고, 가장 중요한 일과 소중한 사람들에게만 집중하게 됐습니다.

예전에 회사를 다닐 때는 불평불만이 많았는데, 지금은 누가 시키지 않아도 적극적으로 일을 찾으면서 즐기게 됐어요. 아내가 무엇을 하자고 하면 거의 대부분 'YES'라고 해요. 아내가 하고 싶어 하던 일에 적극적으로 지원하고 응원해줬더니 좋은 결과를 내고 집안 분위기도 좋아졌습니다. 아이들한테도 예전에는 "이렇게 해"라고 강요했다면 이제는 "그래, 그럼 네가 어떻게 하고 싶은데?"하고 물어보게 됐습니다. 술도 완전히 끊고 재발에 대한 두려움도 사라졌습니다.

내가 생각해도 놀라울 정도로 삶이 긍정적으로 바뀌었어요. 이런 변화가 암 때문이라고 생각하지는 않습니다. 물론 암의 역할도 컸지만 삶을 주도하려는 나의 자세를 통해 인생의 전환점을 맞게 됐다고 생각합니다. '할 수 있다'는 마음으로 노력하면 목표에 가지 못하더라도 근접한 수준까지는 갈 수 있더라고요. 많은 사람이 자신의 삶을 직접 설계해봤으면 좋겠습니다.

가족이나 다른 사람의 도움이 필요할 때는 주저하지 말고 요청하도록 하자. 암 치료에 따르는 신체적·정신적·사회적·경제적 문제는 누구 혼자의 힘으로 해결하기 어려운 경우가 대부분이다. 또한 암은 환자 개인이 아닌 가족 전체가 얽혀 있는 문제이기 때문에 가족 간의 솔직한 대화와 절대적인 지지가 필요하다.

환자에게 가족은 가장 큰 위로이자 힘겨운 시간을 이겨낼 수 있게 하는 원동력이다. 그리고 가족에게 환자는 그 무엇보다 소중한 인생의 동반자이기 때문에 서로가 무엇을 두려워하고 걱정하는지 솔직하게 마음을 털어놓는다면 지금의 어려움도 함께 해결점을 찾아내 현명하게 극복할 수 있다.

곁에 있는 사람에게
감사하라

• ● 함께하는 삶 ● •

"

치료비로 상당한 돈을 쓰게 되니까
아무리 가족이라도 눈치가 보이더라고요.
"이렇게 사느니 치료를 포기하고 스트레스 없이
살고 싶어요"라고 말할 정도였죠.
혼자 얼마나 울었는지 몰라요.
그러다 문득 '만약 가족이 없었다면 어땠을까?'
생각해보니 이번에는 고마움의 눈물이 나더라고요.
가족에 대한 고마움과 소중함으로
무사히 치료를 이겨낼 수 있었습니다.

_53세, 민선화 씨

"

환자에게 가장 큰 위로와 응원은
가족이다

'암', 이처럼 입에 올리기 무서운 한 글자가 또 있을까?

암에 걸리면 모든 것이 변한다. 갑자기 하루 사이에 인생의 종착역에 도착한 듯 당사자가 받는 충격과 고통은 상상하기가 어렵다. 그러나 이는 환자만의 몫이라고 할 수 없다. 그 곁에서 온 힘을 쏟아 환자를 지켜야 하는 가족이 있기 때문이다. 가족은 환자가 암이라는 사실을 알게 되었을 때처럼 충격과 혼란, 무력감 등의 감정에 휩싸이게 된다. 이들도 현실을 받아들이고 극복할 수 있는 시간이 필요하다.

나는 2008년에 국립암센터와 환자를 직접 돌보는 가족 310명을 대상으로 우울과 삶의 질에 대한 조사를 실시한 적이 있다. 결과는 예상대로였다. 66.8퍼센트(207명)가 우울 증상을 겪고 있으며, 이들 중에서 35.3퍼센트(109명)는 매우 심각한 정도의 우울증을 호소했다. 거의 대부분의 가족이 환자만큼이나 정신적 고통에 시달리고 있다는 말이다. 외국의 연구 자료와 비교해보면 암 환자 가족의 우울 발생 빈도가 40~60퍼센트 정도로 국내 암 환자의 가족이 더 심각한 상태에 놓여 있었다.

환자를 돌보는 일은 아무리 가까운 가족이라도 쉽지 않은 일이다. 결코 짧지 않은 시간 동안 암이라는 병마와 싸우는 일은 강철심장과 몸을 가진 사람이라도 심신을 피폐하게 만들기 때문이다. 그럼에도 환자에게 가족은 항복하지 않고 싸움을 지속할 수 있게 해주는 유일한 아군이다. 또 환자가 중요한 결정을 내리는 데, 그리고 정서적인 문제를 다루는 데 반드시 필요한 존재다. 많은 환자가 가족을 통해 생활방식에서부터 건강, 식습관, 감정, 재활에 대한 정보와 관리를 도움받는다. 이때 배우자가 가장 중요한 지지자가 될 수 있고, 자녀나 부모, 형제가 어떤 치료보다 큰 힘이 될 수 있다.

암은 환자 개인이 아닌 가족 전체의 문제이기 때문에 가족 간의 솔직한 대화와 절대적인 지지가 필요하다. 서로가 무엇을 두려워하고 걱정하는지 솔직하게 마음을 털어놓을 수 있다면 지금의 어려움도 함께 해결점을 찾아내 현명하게 극복할 수 있을 것이다.

가족도
자신을 돌볼 줄 알아야 한다

암 환자를 돌보는 일은 절대 단기간으로 끝나지 않기 때문에 장기적인 전략을 짜서 대처해야 한다. 환자를 사랑하는 마음만큼 간호하는데 모든 시간과 노력을 쏟으려는 정성을 이해하지만, 간병이 길어질수록 가족도 사람이기 때문에 지치기 마련이다.

그래서 환자의 가족도 자신을 돌볼 줄 알아야 한다. 자신의 모든 생활을 포기하고 간호에만 집중하는 것이 아니라 자신만의 시간을 가져야 한다.

1주일에 하루 또는 하루에 몇 시간이라도 시간을 내서 휴식을 취하자. 그리고 주변에 도움을 요청할 수 있다면 주저하지 말고 부탁하도록 하자. 혼자서 모든 것을 책임져야 한다는 중압감에서 벗어나는 것만으로도 스트레스와 우울 증상에서 벗어나 더욱 힘을 낼 수 있을 것이다.

또한 수술과 치료가 끝나고 회복 단계에 들어서도 가족이 신경 쓰고 돕는 일은 한동안 지속된다. 환자 못지않지 않게 가족도 균형 잡힌 식사와 규칙적인 운동, 건강한 취미 활동을 유지하며 건강을 관리해야 한다. 환자에게 미안하다는 생각을 잠시 접고 자신의 건강을 관리하는 시간을 갖도록 하자. 운동도 하고 친구들도 만나자. 운동으로 체력을 키우고 잠시 휴식과 즐거운 담소로 마음의 힘을 얻자. 그래야 환자를 더 잘 돌볼 수 있다.

체력적으로나 감정적으로나 환자보다 먼저 지치지 않도록 평소에 많이 웃고, 긍정적으로 생각하면서 자신을 소중히 여기기를 당부한다. 가족은 환자에게 절대적으로 필요한 존재이며 곁에 있어주는 것만으로도 큰 위로와 응원을 주는 유일한 존재다.

문제가 있을 때는
주저 말고 도움을 청하라

가족이 돈독한 관계를 유지하기 위해서는 필수적인 역할이 있다.

수입을 담당하는 것, 가족을 양육하고 격려하는 것, 배우자와 성적으로 만족하는 것, 생활의 기본 기술을 습득하는 것 등이 주요 역할이다. 그러나 암 진단과 동시에 치료가 시작되면 이 같은 가족 구성원의 역할이 크게 바뀌는 혼란을 겪게 된다.

특히 투병 기간이 길어질수록 생활과 관련된 현실적인 어려움과 갈등을 겪으며 서로에게 상처를 주는 일도 생겨날 수 있다. 그러나 이는 누구의 잘못도 아니다. 힘들고 긴 치료 과정에서 당연하게 나타날 수 있는 일이다. 어느 한쪽만의 배려가 아닌 가족 모두가 힘을 모아서 극복해야 해야 할 문제이기 때문에 각자에게 어떤 변화가 나타났는지,

무엇이 고민인지 이해하려는 노력이 매우 중요하다. 현재의 상황을 명확히 이해하는 것은 문제 해결의 시작이다.

따라서 환자와 가족 전체가 모여서 대화로 최선의 방법을 찾기 바란다. 어린 자녀가 있어도 가능한 한 참여할 수 있는 기회를 줘서 각자 할 수 있는 역할을 분담하는 것이 좋다. 진실한 소통은 가족으로서의 일체감과 소중함을 깨닫는 기회가 될 것이다.

"칭찬은 고래도 춤추게 한다"는 말처럼 치료 중일 때나 치료 후에도 가족의 열렬한 지지와 따뜻한 말 한마디는 환자가 회복하고 건강해지는 데 집중할 수 있도록 의지를 높여준다. 암 치료는 환자와 보호자, 가족 모두에게 무척이나 힘든 시간이다. 이때 가족 간의 긍정적인 대화는 환자와 가족이 암과 그에 따른 문제에 좀 더 유연하게 대처하도록 도와준다.

감정을 밖으로 끄집어내는 것은 정서적으로도 큰 해방감을 주기 때문에 불만이나 고민, 남모를 고통이 있을 때는 마음속에 눌러 담지 말고 대화로 발산하자. 자기 안에 쌓아두면 오히려 더 큰 병으로 돌아올 수 있다는 점을 꼭 명심하기 바란다.

치료가 진행 중인 상태에서 자녀와 대화할 때는 검사 결과나 경제적인 문제를 전부 털어놓을 필요는 없다. 아이가 불안해할 수 있기 때문이다. 하지만 경제적인 어려움이 생활에 영향을 미칠 정도라면 아이가 급격한 변화에 당황하지 않고 대비할 수 있도록 예측되는 상황을 이야기해주는 것이 좋다. 무엇보다 자녀와 대화할 때는 지속적으로 애정을 표현하고 이야기를 잘 들어줘야 한다. 집안일 돕기나 동생 돌보기 같이 자녀가 부모의 빈자리를 채우며 애쓰고 있을 때도 충분히 고마운 마음을 표현하는 것이 중요하다.

치료비에 따른 경제적 어려움이 있을 때도 생계를 책임지는 역할을 하고 있는 환자나 갑작스레 가장의 역할을 하게 된 보호자라면 혼자서 고민하지 말고 가족이나 가까운 사람들에게 문제를 풀어놓고 함께 방법을 찾아보는 것이 바람직하다. 또는 국가에서 암 환자와 가족에게 지원하는 복지 사업이나 건강보험 등을 알아보는 것도 좋은 방법이 된다.

국민건강보험에 가입돼 있으면 치료비 일부를 지원받을 수도 있고, 거주지의 시·구청, 보건소에 방문하거나 보건복지콜센터 129번으로 전화해 상담을 받아보면 문제를 해결할 수 있는 구체적인 조언을 얻을 수 있다. 병원에 있는 경우에는 병원 내 의료사회복지팀(사회사업팀)을 적극적으로 활용해보자.

물론 다른 사람에게 속마음을 털어놓으며 도움을 요청하는 일은 결코 쉽지 않다. 스스로 할 수 없다는 자괴감 때문에 주저할 수도 있다. 그러나 도움을 요청하는 행동은 결코 나약함을 뜻하지 않는다. 보호자나 가족의 경우에도 마찬가지다.

도움을 요청하는 것은 현재의 상황에 적응하는 과정이자 더 좋은 방향으로 나아가기 위해 최선을 다하고 있다는 신호를 솔직하게 상대방에게 보내는 것이다. 도움이 필요할 때 도움을 받고, 도울 수 있을 때가 되면 나도 누군가를 도와주겠다는 마음으로 부탁해보자. 진솔한 자세로 도움을 요청하면 도움을 베풀 수 있는 사람도 기쁜 마음으로 최선을 다해 도와줄 것이다.

암 환자도 건강하게
성생활을 즐길 수 있다

성생활은 부부나 연인 관계를 유지하고 돈독하게 도와주는 삶의 중요한 요소다. 환자의 경우에도 예외는 아니다. 적절한 성생활이나 스킨십은 친밀한 감정을 갖게 하고, 이는 자신감을 높여주며 우울이나 무기력 등을 치료하는 데 효과가 크기 때문에 환자들에게 적극적으로 권해왔다.

또한 섹스는 심폐 기능 향상, 면역력 강화, 체중 감량, 노화와 건망증, 치매를 억제하는 효과가 있다. 마사지와 비슷한 효과로 근육의 긴장을 풀어 두통, 치통, 생리통 등을 완화하는 데도 큰 도움을 준다.

이처럼 만족스러운 성생활이 주는 수많은 혜택이 있지만 암 환자나 경험자는 체력 저하나 외모 변화, 호르몬 불균형, 자신감 상실 같은 정서적인 문제로 성생활을 거부하거나 기능 장애를 경험하기도 한다. 그중 불안, 우울, 걱정 등의 감정은 성욕을 떨어뜨리는 직접적인 요소로 작용한다. 성욕 저하는 회복에 따라 자연스레 나아질 수 있고, 정서적인 문제도 약물치료나 상담을 통해 충분히 좋아질 수 있다.

자궁, 유방, 난소 등 여성 암 경험자의 경우 수술이나 치료 후 성적 쾌감을 제대로 느끼지 못하거나 성관계 시 심한 통증을 느낄 수 있다. 남성 암 경험자의 경우도 전립선암, 고환암, 대장암, 직장암 수술에 따라 감각이 둔해지거나 성관계 시 통증을 느끼고 발기부전이 생기기도 한다. 이처럼 성욕이나 성생활의 변화가 느껴진다면 비관하지 말고 바로 담당의나 의료 전문가에게 문의해야 한다. 민감한 성적 문제를 가장 빠르게 해결하는 방법이다. 의사는 여러분의 삶의 질을 높이고 관계를 회복할 수 있는 실질적인 방법들을 제시해줄 수 있기 때문에 적극적으로 문의하는 것이 바람직하다.

성적 장애를 일으키는 원인은 신체적·정신적인 문제 외에도 여러 가지가 있을 수 있다. 원인을 파악하기 위해 의사는 여러분이 성관계 시 어떻게 느끼고 있는지에 대해 구체적으로 질문할 수도 있고, 건강검진이나 호르몬 검사를 요청할 수도 있다. 이때 여성 환자들이 수치스럽게 생각할 수도 있지만 성인의 성생활 문제는 부끄러운 일이 아니다. 문제 해결을 위해 적극적으로 검사에 임하기를 부탁한다.

그런데 의사도 해결하기 힘든 원인이 하나 있다. 바로 '포기'하는 마음이다. 암과 마찬가지로 문제가 생겼을 때 좌절감에 빠져 시도도 하지 않고 포기하는 것은 치료를 방해할 뿐 아니라 관계에도 좋지 않은 영향을 준다. 의사의 도움을 받기 전에 여러분 스스로가 문제를 해결할 적극적인 마음의 준비가 있어야 한다. 성관계를 하지 못한다고 해서 남성 또는 여성으로서의 정체성이 사라지는 것도 아니고, 의학적인 노력을 통해 충분히 성적 문제를 개선할 수도 있다.

암 치료 후 회복되는 시간이 필요하듯 원활하게 성생활을 즐길 수 있게 되는 데도 얼마간의 시간이 필요하다. 포기하지만 않는다면 충분한 보상이 돌아올 것이니 조급한 마음을 갖지 말고, 파트너와 충분한 대화를 통해 이해하고 격려하도록 하자.

마지막을 생각하면
남은 날이 소중해진다

환자 자신이나 가족의 죽음을 생각해본 적이 있는가? 생의 마지막을 생각한다는 것은 힘들고 슬픈 일이지만, 환자는 물론 가족에게 언젠가는 찾아올 죽음에 대해 이야기를 나누는 일은 아주 중요한 의미가 있다.

질병이 악화되어 회복이 불가능한 최악의 상황이 온다 하더라도 그동안의 삶이 참으로 가치 있었음을 깨닫고 생명을 준 세상에 감사하는 마음을 갖게 된다. 그리고 완치해서 건강해진다면 남은 삶에 새로운 의미를 부여하고 시간을 더욱 소중하게 사용할 수 있게 된다.

"왜 하필 나에게만 이런 시련이 온 걸까" 자책하며 혼자라는 고립감이 느껴질 때는 주위를 둘러보자. 가족, 연인, 친구, 동료 등 소중한 사람들이 곁에 있다. 사랑하는 사람들에게 "사랑한다", "고맙다"는 말을 너무 늦지 않게 해야 한다. 말로 하는 것이 어색하다면 미소를 지어주거나 손을 잡아주고, 포옹 같은 가벼운 접촉만으로도 가능하다. 때로는 구구절절한 말보다 따뜻한 시선과 온기가 더 많은 것을 전해줄 수도 있다.

생과 사는 떨어뜨려놓고 생각할 수 없는 문제다. 암에 걸렸던 사람이 오히려 건강한 사람보다 오래 살 수도 있고, 누군가의 죽음으로 곡소리가 들릴 때 다른 한쪽에서는 탄생의 환희 소리가 들리는 것이 우리네 인생이다.

나는 1991년부터 암 환자와 가족의 삶이 나아지기를 바라는 마음으로 '건강과 삶의 질'에 관한 연구를 해왔다. 또한 호스피스 제도화를 추진하며 한국에 아름다운 임종 문화를 만들고자 노력해왔다. 의미 있는 삶과 아름다운 죽음을 동시에 이야기하는 의사인 것이다. 그래서 역설적이게도 나는 환자가 살고자 하는 만큼 생의 마무리를 떠올려보라고 조언한다. 나는 인간에게 죽음이라는 한계가 있기에 삶에 희망이 자란다고 믿고 있다.

그러나 우리 사회에서 죽음을 논의하는 것은 금기로 간주되기 때문에 삶과 죽음의 문제에 대해 깊게 생각하지 못하고, 심리적 해결책을 얻을 기회를 박탈당하고 있다. 이것은 죽음에 대한 막연한 두려움을 키우는 일이다.

나는 사람들의 인식을 알아보고자 12개 종합병원에서 상급종합병원들의 암 환자 1,001명, 그들의 가족 1,006명, 일반인 1,241명, 그리고 의사 928명을 모아서 질문했다.

"죽음에 대해 어떠한 생각을 갖고 있습니까?"

그리고 5가지 답변을 준비해 각 항목에 대한 생각을 물었다.

1) 죽음과 함께 모든 것이 끝난다.

2) 죽음은 매우 고통스럽고 두려운 것이다.

3) 죽음 이후의 삶(사후세계)으로 전환된다.

4) 남은 삶을 베풀고 떠나도록 준비할 수 있어야 한다.

5) 죽음이 두려움과 고통보다는 삶의 완성으로 기억되도록 해야 한다.

여기서는 결과를 의사와 비의사로 나눠 간단하게 설명하겠다.

1) 죽음과 함께 모든 것이 끝난다. → 의사 63.4퍼센트, 비의사 75.2퍼센트

2) 죽음은 매우 고통스럽고 두려운 것이다. → 의사 45.6퍼센트, 비의사 58.3퍼센트

3) 죽음 이후의 삶으로 전환된다. → 의사 47.6퍼센트, 비의사 54.6퍼센트

죽음을 대하는 위의 3가지 태도에서 의사와 비의사 그룹 사이에 차이가 있음을 관찰했다. 암 환자와 일반인, 가족들에 비해 의사들이 죽

음에 대해 좀 더 긍정적인 태도를 보였다. 흥미로운 결과였다. 이는 의사들이 일반인보다 죽음을 자주 목격하기 때문에 죽음을 자연스러운 일로 받아들이고, 두려워할 필요가 없다고 생각하는 것을 알 수 있다. 소방관을 대상으로 한 비슷한 연구에서도 다른 집단에 비해 소방관들은 죽음에 대한 두려움이 적은 것으로 나타났다.

4) 남은 삶을 베풀고 떠나도록 준비할 수 있어야 한다. → 의사 93.퍼센트. 비의사 89.8퍼센트

5) 죽음이 두려움과 고통이 아닌 삶의 완성으로 기억되도록 해야 한다. → 의사 94.1 퍼센트. 비의사 90.퍼센트

그런데 신기하게도 위의 2가지 태도에서는 의사와 비의사 그룹 사이에 큰 차이가 없었다. 죽음에 대한 두려움이 크더라도 아름답게 마무리하고 싶은 마음은 모두가 같은 것이다.

죽음에 대한 태도는 신체를 제외하고 정신적·사회적·영적인 건강과도 관련이 있다. 1, 2번처럼 생각하는 사람들은 4가지의 건강이 전반적으로 나쁜 것으로 나타났다. 3번에 그렇다고 답변한 참가자들은 영적인 건강에서 조금 나은 상태를 보였다. 4번에 긍정한 사람들은 앞의 경우들과 다르게 사회적·영적 건강 상태가 좋은 것으로 나타났으며 5번의 사람들은 이보다 더 좋은 상태였다.

결과에 대한 자세한 해석을 생략해도 죽음에 대한 태도가 삶에 어떠한 영향을 미치는지 쉽게 이해할 수 있을 것이다. 죽음에 대한 논의는 환자들이 죽음이라는 공포에서 벗어나 심리적인 안정과 여유를 갖고, 삶의 의미와 희망, 동기를 발견하는 데 도움을 준다. 또한 가족들과의 관계를 더욱 돈독하게 만들어주는 계기를 마련해준다.

인생은 함께 산다는 의미고, 함께 산다는 의미는 사랑하는 사람들에게 자신의 육체적·정신적·사회적·영적인 삶을 나눠주는 것이다. 마찬가지로 우리도 그들의 나눔을 받으며 존재하고 있다. 이렇게 서로의 삶에 배어들어 있다고 믿는다면 남은 시간과 관계를 더욱 소중히 여기고 아끼기 위한 노력을 지속할 수 있을 것이다.

우리는 부족하기 때문에 함께 살아간다

인생의 크고 작은 돌부리에 걸려 넘어졌을 때, 손을 내밀어주는 사람이 있다면 이 얼마나 아름답고 행복한 인생이겠는가? 지금 당장 펜을 들고 고마움을 전하고 싶은 사람들의 이름을 써보라. 이름을 적으면서 얼굴을 떠올려보면 내 곁에 있다는 것에 감사함과 따뜻함을 동시에 느끼게 될 것이다. 살다 보면 혼자서 감당할 수 없는 일들이 많다. 그럴 때는 주저하지 말고 도움을 요청하자. 가족이나 친구, 사랑하는 사람은 인생을 함께하는 소중한 동반자이기 때문에 솔직하게 마음을 털어놓는다면 지금의 어려움도 현명하게 극복할 수 있다.

행복해지려면 미움받을 용기도 필요하다

우리는 태도에 따라 삶에 있어서 주도적이 될 수도, 반사적이 될 수도 있다. 건강에 직접적인 영향을 미치는 일에 대해서는 열정적으로 실천하고, 그렇지 않는 것들은 거절하는 용기가 필요하다. 과거에는 거절하지 못했던 무리한 부탁도 건강을 위해서라면 미소를 띠며 "못한다"고 정중하게 거절할 수 있어야 한다. 이 사람, 저 사람 모두 신경 쓰며 살다가는 정작 가장 중요한 사람들을 챙기지 못하게 될 수 있다.

가족의 사랑으로 고통을 이겨낸
차미화 씨

어느 날 샤워를 하고 있는데 가슴에서 뽀얀 액체가 흘러나오는 것을 발견하고 병원에 갔습니다. 나는 미혼에다가 출산이나 수유도 한 적이 없기 때문에 무척 놀랐어요. 예전에 자궁에 혹이 생겨서 간단하게 떼어내는 수술을 받은 적이 있는데, 혹시 그 영향인가 싶어서 산부인과를 찾았습니다. 그런데 검사가 끝나자마자 바로 일반외과로 가라고 하더라고요. 생각보다 상태가 심각하다는 것을 직감했죠.

결과는 악성 유방암이었습니다. 담당 의사와 의료진을 믿고 바로 수술에 들어갔습니다. 급박한 상황이라 그때는 놀랄 시간도 없었어요. 그런데 치료가 진행되고 통증이 느껴질수록 마음이 무너져 내렸습니다.

그래도 수술 경과가 좋아서 무사히 집으로 돌아오게 되었으니 그나마 천만다행이었습니다. 또 다행이었던 것은 항암 1차 치료를 마쳤는데도 머리가 빠지지 않았습니다. 그런데 며칠 후 새벽 기도를 가기 위해 잠자리에서 일어났는데 베개 위에 머리카락이 수북이 쌓여 있었습니다. '나도 이제 대머리가 되는구나' 생각하니 겁이 나고 너무 슬펐습니다. 지금까지 꽤 담담하게 잘 견뎌왔는데, 빠진 머리카락을 보니까 진정할 수가 없었어요. 그래도 혹여 엄마가 알게 되면 슬퍼할 것 같아서 숨겨야겠다는 생각이 재빠르게 들었어요.

떨리는 마음으로 머리카락을 줍고 있는데 갑자기 방문이 덜컥 열리며 엄마가 들어왔습니다. 엄마와 눈이 마주치고 3초 정도 정적이 흘렀어요. 어떤 말을 해야 할까 고민하고 있는데, 엄마가 갑자기 웃음을 터뜨렸어요. 엄마의 웃는 얼굴을 보니까 나도 웃음이 나왔어요.

"나 엄마가 왜 웃는지 알아. 내가 원숭이 같지?"

우리 엄마가 원숭이를 되게 좋아하거든요.

"그래, 원숭이가 이를 잡는 것 같다."

그 말에 우리는 또 한 번 크게 웃었어요.

우리 엄마 성격이 원체 긍정적이긴 해요. 나는 갑작스런 몸의 변화에 어떻게 해야 할지 몰라서 당황하고 있었는데 엄마가 천연덕스럽게 받아줘서 마음이 편안해졌어요. 의료진과 같은 병실을 썼던 환자들에게 많은 이야기를 들었던 터라 마음의 준비를 하고 있었는데, 막상 닥치니까 생각과 다른 반응이 나오더라고요. 만약 내가 계속 우울한 마음으로 축 처져 있었다면 회복도 늦고, 가족들도 힘들었을 거예요. 그때마다 엄마가 분위기를 밝게 만들고 기운을 북돋아줘서 힘든 치료를 견딜 수 있었습니다.《행복의 완성》이라는 책을 감명 깊게 읽었는데, 거기에 이런 말이 나와요.

"돌봐주는 사람이 있으면 어떤 사람들은 오히려 병을 통해 사랑받는 느낌을 경험한다."

항상 감사한 마음을 가지고 있었지만, 이번 일을 계기로 확실히 깨달았어요. 우리 엄마는 내 수호천사예요.

행복하다고 말하는 사람들을 보면 좋은 사람들에게 둘러싸여 있다는 공통점을 발견하게 된다. 암 환자나 경험자의 최종 목표 역시 행복에 이르는 길일 것이다. 그러나 대부분의 환자들은 행복이 암 치료가 끝나고 건강이 완전히 회복된 다음에야 꿈꿀 수 있는 것이라고 생각한다.

그러나 내가 아는 한 행복은 적당한 '때'가 있지 않다. 우리가 행복에 도달할 때까지 가만히 그 자리를 지키고 있지 않고 여기저기에서 기웃거리며 나타났다 사라지기를 반복한다. 조금만 주위를 둘러보면 지금껏 보지 못했던 삶의 다양한 모습과 사람들을 발견할 수 있다. 옆에 있는 사람이 누구인지, 그들이 얼마나 소중하고 중요한지, 그들을 위해 내가 해줄 수 있는 것이 무엇인지를 알게 된다.

경험을 나눌수록
삶이 충만해진다

•● 마음 베풀기 ●•

"

병원에서 많은 사람의 도움을 받았기에
나도 몸이 회복된 뒤 봉사활동을 시작했습니다.
누군가에게 도움이 되고,
고맙다는 말을 들으면 그렇게 기쁠 수가 없습니다.
치료가 끝나고 일상으로 돌아간다는 것에
두려움이 있었지만, 남을 돕는 일을 하면서
사회에 더 빨리 적응하고
좋은 사람들을 만나 웃음을 되찾았습니다.
결국 또 도움을 받았네요.

_60세, 구지환 씨

"

시선을 돌리면
아름다운 풍경이 보인다

사람들은 종종 자신의 일에만 사로잡혀서 바로 앞의 미래를 보지 못하거나 자기만의 세계에 고립될 때가 있다. 암 환자나 경험자 또한 암이라는 질병에 사로잡혀서 충분히 누릴 수 있는 소소한 행복들을 놓칠 수가 있다. 물론 암은 사활을 걸어야 할 만큼 중요한 문제지만 혼자만의 노력으로 극복하기는 어렵다.

독일의 코미디언이자 의사인 에카르트 폰 히르슈하우젠(Eckart von Hirschhausen)이 쓴《행복은 혼자 오지 않는다》를 보면 개구리에 관한 이야기가 나온다.

파리를 잡아먹는 개구리의 신경계는 파리잡기에 특화되어 있다. 그러나 모든 일에는

대가가 따르기 마련이다. 개구리가 파리의 위치를 탐지하기 위해서는 눈에 들어오는 다른 모든 시각적 자극은 차단돼야 한다. 그래서 움직임이 없는 물체의 신호는 개구리에게 전달되지 않는다. 개구리는 아름다운 꽃과 나무들이 있는 멋진 연못에서 살지만 개구리가 볼 수 있는 유일한 물체는 파리뿐이다. 환상적으로 멋진 경치에 둘려 살면서도 주변의 아름다움을 볼 수 없는 장님인 것이다.

우리나라 속담 "우물 안의 개구리"와 비슷한 뜻을 갖고 있는 재미있는 이야기다. 여러분은 어떤 개구리인가? 파리만 보며 나머지를 놓치고 있는가? 아니면 적절한 균형을 찾아서 보람을 느끼고 있는가? 여기서 중요한 포인트는 현재 자신이 어떤 모습인지를 돌아보고 반성하라는 것이 아니라 아주 작은 노력, 또는 실천만으로도 다른 결과를 만들 수 있다는 점이다.

사실 암 환자는 본인의 삶뿐 아니라 주변을 살피기가 현실적으로 쉽지 않다. 바쁜 치료 일정, 시간 부족, 체력 저하, 피로, 자신감과 동기 부족 등이 원인일 것이다. 그러나 치료에 적극적이듯 하루 일과의 반경을 넓혀 자신과 생활을 적극적으로 돌보게 된다면 치료에 플러스 효과를 주는 동시에 더 큰 행복을 경험하게 될 것이다.

개구리가 시선을 돌려야 비로소 아름다움이 보이듯이 우리도 주위를 둘러봐야 자신이 정말로 원하는 것이 무엇인지, 옆에 있는 사람들은 누구인지, 자신이 진정 놓치고 있는 것이 무엇인지 알게 된다. 이를 위해서 지금의 생각을 깨는 계기가 필요한데, 나는 많은 방법 중에서 '남을 돕는 일'을 권한다.

다른 사람을 돕는 행위는 환자가 자신의 위기를 넘어 건강을 회복하고 성장하는 적응과정을 쉽게 할 수 있도록 돕고, 우울 증상을 감소시켜 더 빠른 치유를 가져온다. 즉 남에게 마음을 베푸는 것은 스스로를 돕는 것이 된다. 이 외에도 남을 돕는 일은 여러 긍정적인 영향을 불러온다.

🐚 자원봉사가 주는 6가지 이점

첫째, 새로운 경험에 도전하면서 잠재력을 발견할 수 있고, 일에 대한 성취감을 통해 자신감, 긍정적인 자아상을 확립할 수 있다.

둘째, 다양한 배경, 가치를 가진 사람들과 어울리고 상호작용하면서 다른 사람의 의견을 수용하는 힘을 키우고, 인간의 존엄성과 사회적 연대감, 공동체 의식을 키우게 된다.

셋째, 자신의 도움을 받는 사람과의 대화를 통한 이해와 그들의 문제를 해결해주는 경험을 통해 문제해결 능력을 배운다.

넷째, 자신의 능력을 더욱 발전시키면서도 이전에는 알지 못했던 지식이나 기술을 배울 수 있다.

다섯째, 남을 돕는 것 자체가 건전하고 활발한 여가 활동이 되어 마음의 평화를 얻게 만든다.

여섯째, 혼자서 아무것도 할 수 없다는 무기력, 권태에서 벗어나 개인의 사교범위를 넓히고, 유익한 친구를 사귈 수 있는 기회를 얻는다.

결국 남을 돕는 이타적인 마음이 환자로 하여금 자신의 인생이 초라하지 않고 의미 있다는 긍정적인 삶의 동기를 갖게 해준다.

누군가를 돕는 것은
주도적인 삶의 시작이다

여기서 남을 돕는다는 것은 우리가 흔히 알고 있는 봉사활동이라고 생각하면 된다. 나는 지금까지 암 치료를 마치는 환자들에게 이타적인 활동을 할 때 나타나는 다양한 영향력에 대해 알려줬다. 빠른 회복과 사회 적응을 위해 추천했을 뿐 강요하지는 않았다. 그러나 상당한 수의 환자들이 병원을 퇴원한 이후에 자발적으로 다른 환자들을 위한 봉사활동을 시작했고, 오히려 자기가 더 큰 도움을 받고 있다는 이야기를 들려줬다.

그들의 주된 이야기는 경험을 통해 암을 이겨내는 것이 얼마나 힘든 일인지를 가장 잘 알고 있기 때문에 다른 누군가 역시 혼자서 힘들어하지 않도록 돕고 싶었다는 것이었다. 그리고 노력하는 만큼 해낼 수 있다는 사실을 알려주며 응원하고 싶다고 했다.

이 밖에도 봉사활동에 참여했던 암 경험자들이 밝힌 동기는 다양하다. 내가 알고 있는 정보와 노하우를 공유하고 싶어서, 보람 있게 살기 위해, 누군가를 도우며 선의를 느끼고, 내 몸이 회복되고 있다는 확신과 인정을 받기 위해서 등 거창한 사명이 없는 경우가 더 많았다. 이들이 어떤 의도를 가지고 있든 분명한 것은 돕는 사람과 도움을 받는 사람 양쪽에 긍정적인 변화가 찾아온다는 사실이다.

다른 사람을 돕는 일이 의미 있는 일이라고 생각하면서도 힘들 것 같아 시작하기를 주저하는 사람들도 있다. 봉사활동은 육체적인 노동을 필요로 하는 분야만 있는 것이 아니다. 많은 시간을 할애하지 않아도 된다. 가끔씩 찾아가 말동무가 되어주는 것만으로도 그들에게는 큰 힘이 된다. 그런 경험은 아마 여러분이 더 잘 알고 있을 것이다. 물론 회복 중인 암 경험자라면 다른 사람을 돕기 전에 자신의 몸과 마음 상태를 확인하고 진행하는 것이 좋다.

- 남을 도울 수 있을 만큼 건강에 무리가 없는가?

- 내가 적극적으로 도와 줄 수 있는 분야가 어디인가?

- 남을 돕는 행위가 서로에게 이득이 되는가, 내 이익만을 위한 것인가?

- 내가 주도적으로 참여하는 것인가, 어쩔 수 없는 선택인가?

- 이러한 노력을 통해 삶의 의미와 보람을 찾을 수 있는가?

남을 돕는 시간을 통해 삶 가운데 긍정적인 변화가 나타난다는 것은 여러분이 진정한 삶의 의미를 찾고 있다는 점에서 매우 중요하다고 할 수 있다. 진정한 삶의 의미를 찾으려는 욕구는 인생을 살아가는 데 있어 근본적인 원동력이다.

꼭 봉사활동이 아니어도 된다. 소소한 취미나 동호회 활동, 여행, 아니면 매일 산책하기 등 어떤 일이어도 좋다. 무엇이든 적극적으로 본인의 삶으로 끌어와 행복을 경험하기 바란다.

내가 배려할 수 있는 사람들을
곁에 두라

환자는 병을 진단받은 시점부터 장기간의 여정을 떠난다. 무척 긴 시간이 될 수도 있기 때문에 무사히 완주하려면 힘들 때 서로를 이끌어주며 지지해주는 사람들이 필요하다. 여러분은 상대방이 쉽게 다가올 수 있도록 마음을 열어 두었는가? 지금 여러분 곁에는 어떤 사람들이 있는가?

가장 가까운 가족 관계만이 아니라 같은 경험을 가진 동료들, 그리고 제삼의 동료라고 할 수 있는 의료진과도 긴밀한 관계를 갖는 것이 중요하다. 암을 극복하는 과정에서 처음에는 환자가 다른 사람들에게 의존적일 수밖에 없으나 치료 후에는 스스로가 독립적으로 건강을 경영하는 단계가 된다. 비로소 그동안 받은 도움을 주변 사람들에게 나누고 상호 존중하는 건강한 생활로 나아갈 수 있다.

어떤 관계에서든 상대를 존중해야 내가 존중받는다. 건강하고 행복한 관계를 위해 가족(또는 배우자), 의료진, 동료, 멘토(또는 친구)를 어떻게 대해야 할지 생각해보며 관계를 점검하는 시간을 가져보자.

🔹 가족(배우자)과의 관계

인생에서 가장 오랜 시간, 가장 많은 부분을 공유하는 가족 또는 배우자와의 관계는 환자의 건강과 행복에 절대적인 영향을 미친다. 그러므로 다른 어떤 관계보다 더 높은 수준의 이해와 존중, 배려와 신뢰가 바탕이 돼야 한다.

사랑하는 가족, 배우자의 장점은 무엇인가? 아낌없이 칭찬하며 감사한 마음을 전해보자.

🔹 의료진과의 관계

환자와 담당의, 의료진과의 관계는 치료와 가장 밀접하게 연결돼 있기 때문에 신뢰가 무척 중요하다. 상호 신뢰가 형성돼야만 장기적으로 환자가 의료진을 믿고 적극적으로 치료에 임할 수 있고, 의료진 역시 환자에게 헌신을 다할 수 있다. 환자와 의료진은 치료와 건강 회복이라는 공동의 목표를 가진 파트너임을 기억하고 좋은 관계 유지를 위해 노력해야 한다.

의료진과의 관계는 어떤가? 의료진과의 신뢰를 위해 나는 어떤 노력을 할 수 있을까?

🍇 환우와의 관계

같은 어려움을 경험한 사람들, 즉 환우는 누구보다 서로의 고충을 이해하기 때문에 큰 위로와 격려를 얻을 수 있다. 공감의 힘은 우리가 생각하는 것보다 강력해서 스트레스를 해소하고 면역력 향상에 도움을 준다.

건강을 회복하는 과정에서 가장 힘이 된 환우는 누구인가? 어떤 면에서 힘이 되었나?

🍇 멘토(친구)와의 관계

멘토는 가장 친한 친구나 직장 동료, 스승, 상담사 등 환자가 신뢰하고 믿을 수 있는 대상이다. 멘토는 환자가 계획한 목표에 이르는 최적의 경로를 찾는 데 도움을 주며, 어려움에 처했을 때 어떻게 대처해야 하는지 조언과 지혜를 나눠주는 역할을 한다.

멘토로 여기고 속마음을 털어놓을 수 있는 사람이 있는가? 그들에게 어떤 도움을 받았는가?

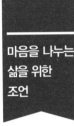
가까운 곳에서 행복을 찾아라

법정 스님은 "행복은 다음에 이뤄야 할 목표가 아니다. 지금 여기 존재하는 것이다"라고 말했다. 행복은 우리가 도달할 때까지 그 자리를 지키고 있지 않고 여기저기에서 기웃거리며 나타났다 사라지기를 반복한다. 주위를 둘러보면 지금껏 보지 못했던 다양한 삶의 모습과 사람들을 발견할 수 있다. 옆에 있는 사람이 누구인지, 그들이 얼마나 소중하고 중요한지, 그들을 위해 내가 할 수 있는 것이 무엇인지, 내 도움이 필요한 사람이 누구인지도 알게 된다. 지금 이 순간 더 큰 행복을 위해 주위를 둘러보라.

누군가를 돕는 일은 양쪽 모두에 긍정적인 영향을 준다

물질적으로 풍족해야만 베풀 수 있는 것이 아니다. 마음을 나누는 일에는 양의 적고 많음이 중요하지 않다. 그보다 내가 누군가의 도움으로 행복해진 것처럼 누군가도 행복해지기를 바라는 그 마음 자체가 중요하다. 내가 할 수 있는 작은 실천이 누군가에게 살아가는 큰 힘이 된다면 그보다 보람찬 인생이 어디에 있겠는가? 여러 사람이 더불어 살아가는 삶을 위한 노력이 건강은 물론 마음의 안정에도 긍정적인 영향을 미친다.

마음을 베풀며 행복을 깨달은
빈지연 씨

나를 가장 힘들게 한 것은 감정을 털어놓고 얘기 나눌 사람이 없다는 것이었습니다. 암을 겪었지만 일을 하고 생활을 이끌어오면서 항상 밝게 살려고 노력해왔습니다. 그래서 내가 암 환자라고 주위 사람들한테 힘들다고 얘기하면 대부분 "에이 뭐가 힘들어? 그렇게 잘 버티고 있잖아"라고 말합니다. 그동안 열심히 살고자 했던 것뿐인데 너무 밝게 위장하고 살았나 봐요. "너는 다 잘하잖아. 환자가 아니야"라는 말을 들을 때마다 충격을 받고 우울했었어요. 위로를 받고 싶은데 아무도 몰라주더라고요.

그때 도움을 받은 것이 병원에서 이뤄지는 교육이었습니다. 저와 같은 암 환자 30여 명이 모였는데, 같은 경험을 공유한 사람들이라서 그런지 서로의 고통을 진정으로 이해해주는 뜻 깊은 시간이었습니다. 어려움에 공감해주고, 이해해주고, 따뜻하게 배려해주고, 그럴 때 정말 큰 감동을 받았습니다. 교육을 진행하는 의료진들도 우리가 전부 힘든 과정을 거쳤다며 위로해주고, 앞으로도 힘들겠지만 삶의 희망을 찾을 수 있게 생활에서 실천할 수 있는 부분들을 가르쳐줬습니다.

누군가의 이야기를 들어준다는 것은 온 신경과 마음을 그 사람에게 모아야 가능한 일이라고 생각합니다. 같은 경험을 공유한 사람들이 한 자리에 모여 함께 상처를 어루만지고 지난날에 대해 토로하자, 비로소 응어리가 풀리는 느낌이었습니다. 그래서 건강이 회복된 뒤에는 누가 시키지도 않은 일인데 교회에 나가서 노인들의 이야기를 들었습니다. 그전까지는 대화할 때 내 얘기를 더 많이 하고 주도하는 편이었는데 교육을 받고 나서 다른 사람의 이야기를 듣는 것이 중요하다는 사실을 깨달았습니다. 내가 행복하게 살려면 앞으로 내가 변해야 하는 것이구나 싶더라고요.

교회에서 사람들을 만나 이야기를 들어보면 특히 할머니들이 속이 시원하대요. "아, 그러세요?" 하며 맞장구만 쳤을 뿐인데 할머니들이 내 손을 꼭 잡고 "너무 감사해. 고마워" 하고 말씀해요. 내가 생각해도 참 잘한 일인 것 같아요. 누군가가 마음의 짐을 내려놓고 환하게 웃는 모습을 보면 그 행복한 마음이 전해지기 때문에 나도 큰 행복을 느끼게 돼요.

몸이 괜찮아진다면 가까운 산이라도 꼭 올라가 보세요. 자연이 우리에게 주는 행복이라는 것은 이루 말할 수가 없어요. 치료받기 전과 받고 난 후에 자연을 접했을 때는 느낌이 정말 달라요. 나무 한 그루가 자라는 것도 새삼스럽게 대견하고, 내가 살아있는 것처럼 모든 것이 축복받은 선물이구나 싶은 생각이 들어요. 조금만 주위를 둘러보고 밖으로 나가면 작지만 소중한 행복을 발견할 수 있어요. 할머니, 할아버지의 이야기를 들어주며 깨달았어요. 항상 감사하는 마음으로 살아간다면 마음에 맺히는 걱정이 없을 것 같아요.

환자들을 보면 불안이나 걱정 때문에, 또는 완치 경험자나 가족들의 권유로 종교를 갖는 경우가 많다. 종교적인 믿음이나 신념이 암을 이겨나가는 데 긍정적인 활력을 주며 삶의 의미를 찾는 데 큰 역할을 한다. 종교적 믿음이 아니어도 행복감을 느끼게 하는 취미 활동이나 자신의 내면을 살피는 기도, 명상, 요가, 호흡요법 등 내적인 영성 활동을 통해 생존의 원동력이 되는 삶의 의미와 목적, 가치 등을 발견하고 발전시킬 수 있다.

믿음을 가질 때
사람은 더 강해진다

•● 신앙과 종교생활 ●•

"

살아있다는 것에 감사하고,
내쉬고 들이쉬는 숨결 하나에도 감사합니다.
누구도 내 하루를 망칠 수 없습니다.
행복한 마음을 갖는 건
이처럼 아주 간단하고 쉬운 일이었습니다.
그동안 왜 나를 괴롭히고 살았을까요?
이렇게 마음이 편해질 줄은 몰랐습니다.
암은 세상을 다시 바라보는 기회를 줬고,
나는 내면의 힘을 찾았습니다.

_58세, 금성택 씨

"

안녕하지 못한
사람들을 위하여

암에 걸리면 지금껏 느껴본 적이 없는 육체적·정신적 고통이 뒤따른다. 치료가 무사히 끝나고 완치 판정을 받기까지 또는 그 이후에도 암에 따른 육체적 피로와 재발의 두려움이라는 꼬리표가 붙는다. 하루빨리 일상으로 돌아가고 싶어 하면서도 '왜 하필 나에게 이런 시련이 닥쳤을까?', '재발하면 어떡하지?' 하는 고뇌가 수시로 침투해 치료 후의 삶을 어지럽힌다.

그럼에도 많은 환자가 삶을 놓지 않으려는 의지를 가지고 치료와 재활에 적극적으로 임하고 있어 의사이자 동료로서 나도 할 수 있는 최선을 다하게 된다. 그러나 현실적으로 재발의 두려움이나 불안 같은 정서적 어려움을 물리적인 노력만으로 극복하기란 쉽지 않은 것이 사실이다. 그래서 두려움이나 고통이 덮칠 때마다 자신을 다독이고 다시 일어서게 하는 '삶의 의미'를 찾는 것이 필요하다. 이는 취미나 일이 될 수도 있고, 가족이나 사랑하는 사람들과의 관계가 될 수도 있다. 또는 개인의 신념이나 종교적인 믿음이 될 수도 있다.

나와 국립암센터는 전국의 5개 병원 연구팀과 함께 1993년부터 2002년까지 유방암 치료를 끝낸 유방암 경험자 1,933명과 일반인 여성 500명을 대상으로 삶의 질에 대한 관찰 연구를 진행했다. 그 결과 일반 여성에 비해 유방암 경험자의 삶의 질이 현저히 나쁜 것으로 나타났다. 즉 치료가 끝났기 때문에 건강 외적인 부분에서 큰 어려움을 겪고 있다는 것을 의미한다. 세계보건기구는 '건강'을 이렇게 정의하고 있다.

"건강이란 질병이나 병약한 상태를 넘어 신체적·정신적·사회적으로 안녕(安寧)한 상태에 있는 것이다."

최근에는 여기에 영적인 안녕도 포함돼야 한다는 주장이 설득력 있게 받아들여지고 있다. 이를 '전인적 건강(holistic health)'이라고 한다. 암 경험자가 생존의 문제에서 벗어났다면 건강을 포함한 삶의 질, '실존적인 안녕'에 대해 고민해야 할 시점이 온다.

이때 종교적인 믿음이나 신념은 암을 이겨나가는 데 긍정적인 활력을 주며 삶의 의미를 찾는 데 큰 역할을 한다. 실제로 많은 환자가 암을 겪은 후 종교나 믿음에 대한 새로운 관점을 가지게 되는데, 종교가 없는 환자가 신앙에 관심을 갖거나 종교를 가진 환자가 더욱 열심히 신앙생활을 하는 경우가 많다. 종교적 신념을 가진 암 경험자가 그렇지 않은 암 경험자보다 치료 이후 심리적 부적응이 덜하며 사회적 기능이 높은 것으로 나타났다. 또한 신앙이 가족 간의 관계를 더 굳건히 해주고 다른 사람들과 관계를 맺을 수 있는 통로가 되기도 한다. 종교를 통해 자신과 비슷한 경험과 시각을 가진 사람, 힘과 위로를 주는 사람들을 만날 수도 있다.

실존적인 안녕은 꼭 종교적 믿음이 아니어도 행복을 느끼게 하는 취미 활동이나 자신의 내면을 살피는 영성을 통해 발견하고 발전시킬 수 있다. 영성(spirituality)은 종종 신앙(religion)과 동일한 의미로 사용된다. 하지만 종교적 형태의 믿음만을 뜻하는 것이 아니라 삶의 의미와 목적, 가치, 보람 등을 가지는 마음의 본성, 즉 개인의 실존적 믿음에 의미를 두고 있다.

인간의 영혼에 관해 고취시켜주는 책이나 음악, 영화를 접하며 새로운 관점과 영감을 얻고, 기도나 명상, 요가, 침묵 등 내적인 수련으로 지금까지의 인생을 돌아보며 앞으로의 삶에 대한 중요한 힌트를 발견하는 것들이 모두 영성의 일환이라고 할 수 있다.

철학자 존 호머 밀스(John Homer Mills)가 말했다.

"삶의 질을 결정하는 것은 우리 인생에 어떤 일이 생기느냐에 따라 결정되는 것이 아니라 우리의 태도에 따라 결정되는 것이다."

암뿐만 아니라 실제 우리가 살아가면서 겪는 모든 일에서 가장 중요한 것은 벌어진 일이 아니라 그 일을 대하는 태도(자세)다. 누구나 중요한 결정을 내려야 할 때가 있다. 암은 비록 되돌릴 수 없는 큰 시련이지만 생각을 조금만 바꿔보면 암을 이겨낸 많은 사람처럼 삶의 전환점이 될 수도 있다. 의지만으로 고치지 못했던 과거의 잘못된 생활습관을 바로잡고, 그동안 삶에서 진정으로 추구하고 몰두한 것이 무엇인지를 돌아보는 중요한 기회일지도 모른다.

　비관하며 불행한 채로 살 것인가, 행복을 찾기 위해 노력할 것인가? 어디에 삶의 의미를 두고 어떤 태도로 임하느냐에 따라 삶의 질이 달라질 것이다.

기도를 통해
내면의 목소리에 귀 기울여라

환자뿐 아니라 모든 사람이 평생 가꿔가야 하는 것이 바로 건강이다. 긴 삶의 여정을 따라가기 위해서는 적극적인 실천만큼이나 잘 살아야 겠다는 의지가 필요하다. 이러한 의지는 믿음을 지닐 때 더 강해질 수 있다. 사람들은 혼자의 힘으로 해결할 수 없는 질병이나 재난, 불행 등이 닥쳤을 때 기도를 하며 종교의 힘을 빌렸다.

기도를 열심히 한다고 해서 병이 낫지는 않는다. 종교적 신념이 실제로 치유에 효과가 있다는 연구는 아직도 진행 중이다. 그러나 신앙과 질병을 떼어놓을 수 없는 이유는 많은 환자들이 기도나 종교적 활동을 통해 치료에 대한 두려움이나 스트레스, 불안, 답답함, 죽음의 공포 등 정신적 부담을 이겨내는 데 도움이 되었다고 입을 모아 말하기 때문이다.

한번 생각해보라. 자신이 믿는 신이나 어떤 대상을 향해 소원을 비는 기도를 한다면 부정적이고 나쁜 말을 쓰겠는가? 가장 아름답고 기분 좋은 단어들을 뽑아서 예쁜 구슬 목걸이를 만들 듯이 정성스럽게 다루지 않겠는가? 우리 뇌는 반복되는 말을 그대로 믿기 때문에 기분 좋은 말을 사용할수록 긍정적인 방향으로 이끌어준다.

기도는 종교를 믿지 않아도 누구나 할 수 있다. 언제 어디서나 대상에 구애 없이 눈을 감고 자신의 내면에 귀를 기울여보자. 그리고 나에게 꼭 해주고 싶었던 말, 누군가에게 감사하다고 표현해주고 싶었던 말, 앞으로 추구하고 싶은 삶에 대한 다짐을 말해보자. 마음이 차분하게 가라앉으며 지금까지 느끼지 못했던 편안함과 안정감을 경험할 수 있을 것이다. 몸이 편안하고 즐거울 때 나오는 엔도르핀이 통증을 억제하는 효과도 있기 때문에 몸과 마음에 좋은 영향을 준다. 기도를 통한 마음 단련은 여러분이 바라는 기적들을 만들어낼 것이다.

치료의 마지막은
새로운 삶의 의미를 찾는 것이다

사람은 모두 물리적인 환경에 영향을 받으며 살아가는 존재다. 그러나 다른 환경과 조건의 차이에도 불구하고 누구에게나 자신의 가치와 태도를 선택할 수 있는 '자유의지'가 있다.

정신과 의사 빅터 프랭클(Viktor E. Frankl)은 제2차 대전 때 유대인 강제수용소에 갇혀 상상할 수 없을 만큼 비참한 일들을 겪었지만 끝까지 삶을 포기하지 않고 살아남았다.

"육체적인 고통이 있어도 포기하지 않는 마음이 있다면 인간의 존엄성과 삶의 가치를 지킬 수 있다."

그는 자신에게 일어나는 자극과 그것에 대한 반응 사이에서 반응을 선택할 수 있는 자유의지를 가졌던 것이다. 그러면서 "육체적으로 강한 사람이 살아남는 것이 아니라 당사자의 내적인 힘에 좌우된다"고 확신했다. 자유의지는 우리가 어떤 시련과 역경에도 꺾이지 않고 주도적인 삶을 살아가게 하는 원동력이 된다.

환자들과 상담하다 보면 생각보다 많은 수가 지금의 처지를 비관하며 "삶에 아무런 의미가 없다"고 말한다. 눈앞에 암이라는 커다란 벽이 떨어지며 길이 가로막힌 상황에 놓이게 되니 어디로 가야 할지 방향을 잡지 못하고 방황하는 시간이 생긴 것이다. 그러나 프랭클의 이야기처럼 우리를 절벽으로 내모는 것은 상황이 아니라 스스로일지도 모른다.

사람이 존재의 가치와 삶의 의미를 찾고자 하는 마음은 만들어지는 것이 아니라 마음속에서 우러나온다. 이러한 욕구는 삶에 대한 희망을 내포하고 있기 때문에 살아가는 데 있어서 강력한 힘이 된다. 예전과 모습이 다르고, 신체적·정신적으로 할 수 있는 것이 많지 않다고 해도 삶의 의미는 사라지지 않고, 노력하는 만큼 더 크고 다양한 모습으로 발전시킬 수 있다.

'어떤 사람이 되느냐, 어떤 삶을 사느냐' 하는 삶의 의미는 오직 자신의 주체적이고 능동적인 태도에 달려 있다. 빅터 프랭클이 제시한 창조적 가치, 경험적 가치, 그리고 태도적 가치를 통해 건강과 행복을 동시에 누릴 수 있는 삶의 의미를 적극적으로 찾아보자.

🌸 창조적 가치

"나는 유방암 3기 때 오른쪽 유방 절제술과 항암치료를 받으면서도 운전면허를 땄습니다. 당장 내일 죽더라도, 하다가 중도 하차하더라도, 지금 내가 할 수 있는 것과 하고 싶은 것을 하자는 생각으로 미술 공부도 시작했습니다. 그 뒤로 대학원에 진학해서 공부를 계속하며 암 이전보다 더 행복하게 살고 있답니다."

창조적 가치란 취미나 직업, 꿈, 공부 등 무언가를 하고 싶은 욕구를 충족하며 성취감과 활력을 얻고, 삶을 더욱 의미 있고 보람되게 만든다. 위의 사례처럼 부지런하고 대단하지 않아도 된다. 삶의 의미를 발견할 수 있는 창조적 활동은 매우 다양하다. 그중에서도 봉사활동은 자신과 비슷한 처지의 사람들에게 마음을 베풀고 도움으로써 삶의 긍정적인 에너지를 되찾는 대표적인 방법이다.

🌸 경험적 가치

"우리집은 김치를 하지 않아도 늘 다양한 종류의 김치가 넘칠 정도로 많았습니다. 아픈 나를 물심양면으로 챙겨주는 가족과 형제, 친지, 이웃들이 있었기 때문입니다. 언제나 안부를 걱정하고 건강을 생각해주는 사람들 덕분에 난 참 행복한 사람이라고 생각합니다."

경험적 가치란 살아가면서 경험을 통해 얻는 것이다. 개인의 소소하고 즐거운 체험이나 중요한 사람과의 만남, 몰입하는 경험 등을 통해 삶의 의미를 발견할 수 있다. 아름다운 꽃과 노을을 보는 것, 따뜻한 색감의 예술 작품을 감상하는 것 같은 작은 활동도 살아가는 의미를 느끼는 데 충분하다.

🍒 태도적 가치

"저는 이렇게 생각해요. 암에 걸리고 설상가상 죽는 날을 향해 (남들보다 조금 일찍) 가고 있다고 해도, 아무 정리 없이 인사 한마디도 하지 못하고 그냥 하루아침에 교통사고로 가는 사람들보다 얼마나 감사하냐고… 그래서 오늘 하루도 허투루 보내지 않으려고요."

태도적 가치는 피할 수 없는 운명에 마주치게 되었을 때 또는 곤경에 처했을 때의 상황을 어떤 태도로 대하느냐에 따라 달라진다. 벼랑 끝에 내몰린 듯한 현실에서도 개인에게 남겨진 단 하나의 자유는 프랭클처럼 고통에 대한 개인의 태도를 선택하는 것이다. 그것은 나에게만 주어진 독자적인 기회다. 태도적 가치에 따라 우리는 삶에 있어서 주도적이 될 수도, 반사적이 될 수도 있다. 환자들은 삶에 대한 의지와 희망, 사랑하는 사람들의 배려로 지금의 문제를 슬기롭게 극복할 수 있다.

누구라도 암이라는 매우 힘든 상황에 놓일 수 있지만, 아무리 힘든 사람이라도 삶의 진정한 주인이 될 수 있다. 어떤 상황이라도 주눅 들지 말고 당당하게 살아갈 출발점을 찾기 바란다. 주도적인 삶을 포기하지 않는다면 신은 여러분 곁에 함께할 것이다.

삶의 균형을 맞추는
건강 계획을 세워라

치료가 끝났다고 해서 암에서 홀가분해질 수 없는 것이 암 환자의 현실이다. 완치 판정을 받기까지 후유증이나 부작용, 재발, 회복과의 새로운 싸움을 준비해야 한다.

암 치료 직후는 동기 부여가 강해져서 습관을 개선하기에 가장 좋은 시기다. 암을 극복하고 새로운 인생을 맞이하기 위해 건강을 포함한 삶의 균형을 맞추는 건강 계획을 세워야 할 때다.

사람들은 운동, 즉 신체적 차원의 건강은 잘 관리하는 편이다. 정보도 많고, 몸에 이상이 생길 때마다 이를 알아차릴 수 있는 감각이 있기 때문이다. 그러나 삶에서 중요한 부분을 차지하는 인간관계나 스트레스 해소, 삶의 의미와 내적 자아에 대한 자각, 성찰 등 정신적·사회적·영적 건강은 크게 염두에 두지 않는다.

사람은 신체, 지성, 감정, 영성이라는 네 개의 욕구를 가지고 있다. 이렇게 다양한 차원의 욕구를 충족하고 제대로 관리하지 않으면 삶이 불균형하게 기울어지게 된다. 한쪽에 치우치게 되면 균형을 잡기 위해 오랜 시간이 걸릴 뿐 아니라 나머지 역할들도 수행하기 어려워진다. 쉽게 말해서 삶의 균형을 찾아야 건강은 물론 인생이 수월하게 돌아가게 된다는 의미다.

암으로 건강을 잃었다고 해서 신체적인 건강 회복에만 초점을 맞추는 계획은 바람직하지 않다. 총체적인 인간의 삶을 위해 연관된 영역과의 관계를 개선하려는 노력이 수반돼야 한다. 특히나 암이라는 위기를 극복하고 새로운 출발선에 서 있는 시점에서는 신체, 지성, 감정, 영성의 전체적인 균형이 필요하다.

하버드대학교 경영대학원 교수였던 에릭 시노웨이(Eric Sinoway)는 저서 《하워드의 선물(Howard's Gift)》에서 한 사람에게 다양한 자아가 있다고 설명한다.

"인생이란 서커스 줄타기를 하면서 여러 개의 공을 공중에서 돌리는 저글링을 하는 것이다."

그는 사람들이 보통 '7개의 자아'를 저글링한다고 말했다. 그것은 가족적 자아, 사회적 자아, 영적 자아, 육체적 자아, 물질적 자아, 여가적 자아, 직업적 자아다. 환자 역시 예외가 아니다. 환자에게도 7가지의 자아가 있다. 각각의 자아 사이에서 어느 것이 더 중요한지 평가해야 하며, 시간과 에너지를 적절히 나눠서 한쪽에 치우치지 않도록 균형을 잡아야 한다.

암을 이겨내고 새로운 삶으로 나아가기 위해서는 편안한 안전지대에서 벗어나 한 번도 해본 적 없는 도전을 해야 할 때도 있다. 이때 중요하게 염두에 둬야 할 것은 "건강 계획을 얼마나 빨리 이뤄내는가"가 아니라 "건강 계획이 제대로 된 방향으로 향하고 있는가" 하는 점이다. 조급하게 결과만 빨리 얻으려다 보면 자칫 잘못된 방향으로 나아갈 수 있다. 당장이 아닌 미래를 보고 올바른 지향점을 찾아야 할 것이다.

의미 있는 삶은
나로부터 시작된다

나는 유아 세례를 받았지만, 성당을 다니지 않다가 뒤늦게 교리공부를 받아 중학교 3학년 때 첫 영성체를 받았다. 미사를 보다가 다른 사람들을 따라 성체를 영하기 위해 줄을 섰는데 신부님이 세례명을 물어봤다. 생각지도 못한 질문에 당황해서 "노른자입니다!"라고 대답해버렸다. 나중에 알았지만, 내 세례명은 '라우렌시오(Lawrencio)'였다. 약칭 '로렌죠', '로렌스'라 불린다. 어릴 때 들었던 것 같은데 너무 오랫동안 쓰지 않았던 터라 엉뚱하게 대답했던 그때를 생각하면 지금도 웃음이 난다.

성당을 다니면서 처음 자원봉사를 시작했고, 그 영향으로 의대에 들어가서도 주말진료와 농촌진료를 하며 봉사활동을 이어갔다. 그러던 의대 4학년 때 원목실에서 자원봉사하다가 만난 말기 암 환자와의 인연으로 호스피스(hospice)를 접했고, 이후 줄곧 호스피스 진료와 제도화를 위한 활동을 이어갔다.

본격적으로 내 활동에 불을 지핀 것은 2002년 미국학회에서 발표한 '암 생존 관리(cancer survivorship)' 연구였다. 그때까지 우리나라에서는 매우 생소한 분야였지만 암 환자에게 너무나도 중요한 일이라는 생각으로 2003년부터 국내 연구에 착수했다. 구체적으로 암 생존 관리의 문제점을 밝히고, 건강과 삶 전반의 질을 함께 향상시킬 수 있는 프로그램들을 개발하고 정책을 기획했다.

또 위기를 극복하고 조직을 이끄는 리더십을 알려주는 《성공하는 사람들의 7가지 습관》의 워크숍에서 영감을 얻어 암 환자들을 위한 《암을 이겨내는 사람들의 7가지 습관》이라는 도서와 프로그램을 개발해 보급했다.

그리고 '건강코칭(health coaching)' 프로그램을 만들어서 환자 스스로가 자신의 건강을 주도적으로 관리할 수 있도록 교육했으며 임상실험을 통해 건강코칭 효과를 검증하기도 했다. 그런데 그 과정에서 미국학회에서 나보다 먼저 건강코칭 개념을 도입하고 상용화했다는 사실을 알게 되었다. 내가 처음으로 건강에 코칭을 적용했다는 행복한 착각에서는 깨어났지만, 내 생각이 틀리지 않았다는 것을 확인할 수 있었다.

이런 경험이 한 번 더 있었는데, 그때는 기업이 직원들의 건강을 체계적으로 관리하도록 기업의 건강관리 체계를 평가하는 '직장건강지수(Work-site Health Index, WHI)'를 개발했다. 이 역시 아무도 나에게 소개해준 적이 없지만, 미국 질병관리본부(Center for Disease Control and Prevention)에서 나와 비슷한 'Health Score Card'를 만들어서 이미 보급하고 있었다.

"내가 생각하면 남도 생각한다"는 말의 진리를 새삼 깨달았다. 그러면서도 "아, 내가 올바른 방향을 추구하고 있구나. 의미 있는 일을 하고 있어"라는 사실에 오히려 큰 행복감을 느꼈다.

내가 호스피스를 처음 시작했던 것처럼, 무척 중요한 일임에도 누구도 관심을 가지지 않는 것이 안타까웠다. 그래서 내가 해야만 한다는 사명감으로 일을 해왔고 많은 진전을 이룰 수 있었다. 지금은 많은 전문가들이 관심을 가지고 활동하고 있다.

지금은 기업이 소비자의 건강을 향상시키기 위한 '건강친화경영(health-friendly management)'을 하는지를 평가하는 체계를 만들고 있다. 모든 일이 그러했던 것처럼, 이 일도 여러 사람의 도움으로 5년을 해왔고, 앞으로 5년을 더 해야 꽃이 필 것이라는 생각으로 힘껏 노력하고 있다.

누군가에게 필요한 것을 끊임없이 생각하고 만들어내는 일에서 의미를 찾고 재미를 얻는 삶이 내 삶이다. 그것이 내게는 심리학자 에

이브러햄 매슬로우(Abraham H. Maslow)가 말한 욕구의 5단계에서 최상위에 위치한 '자아실현의 욕구'이며, 내 존재의 이유이자 '의미 있는 삶'의 시작이다.

기운이 샘솟는 주문을 만들자

마음속에서만 맴돌던 생각들을 조금은 내려놓고 오늘 하루를 둘러보자. 지금 눈앞에 보이는 이 순간의 삶을 최선을 다해 살아가고 있는가? 오늘 하루에 몇 번이나 나를 응원했는가? 얼마나 감사함을 느꼈는가? 자신과 사랑하는 사람들을 위해 생각만 해도 기분이 좋아지는 것들을 떠올리며 "다 잘될 거야"라고 말해보자. 불안에서 벗어나 행복으로 이끌어주는 특별한 주문이 될 것이다.

믿음은 삶에 긍정적인 활력이 된다

암 치료 직후는 동기 부여가 강해져서 습관을 개선하기 가장 좋은 시기다. 재발의 두려움이나 불안 같은 정서적 어려움은 물리적인 노력만으로 극복하기란 쉽지 않다. 그래서 두려움이나 고통이 덮칠 때마다 자신을 다독이고 다시 일어서게 하는 '삶의 의미'를 찾아 확고히 만드는 것이 필요하다. 이때 종교적인 믿음이나 신념이 있으면 난관을 이겨나가는 데 긍정적인 활력을 준다. 이러한 믿음은 삶에 대한 희망을 내포하고 있기 때문에 살아가는 데 있어서 강력한 힘이 된다. 하루 10분이라도 기도나 명상의 시간을 갖고 마음의 안식을 찾아보자.

신앙의 힘으로 악몽을 떨쳐낸
연준성 씨

지금까지 인생에 수많은 고비가 있었지만 암을 경험하고 이겨내기까지의 시간이 가장 힘들었습니다. 모든 환자가 그렇겠지만 처음 힘들었던 것은 병을 인정하는 일이었습니다. 남들에게 크게 잘못하지 않고 법 없이도 살 수 있을 만큼 바르게 살았다고 생각했는데, 이런 시련을 받았다는 생각에 삶에 회의가 느껴졌습니다.

그 다음으로 힘들었던 것이 죽음에 대한 공포심이었습니다. 의사는 안심해도 된다고 했지만 언제 어떻게 상황이 바뀔지 모르고, 주변에서 암으로 돌아가신 분들이 많아서 마음을 놓을 수가 없었습니다. 그래서 밤마다 악몽에 시달리는 날이 많았습니다. 밤이 되면 자야 하고 그러면 또 악몽을 꿀 것 같아서 해가 지는 것도 무서웠어요.

한 번은 꿈속에서 사람들이 막 울고 있길래 무슨 일인가 봤더니, 누군가가 내가 죽었다고 말했습니다. 내가 죽어서 화장하는 곳에 있다는데, 너무 어이가 없어서 확인하려고 했어요. 그런데 도저히 조명 스위치를 누를 수가 없었어요. 불이 켜졌는데 정말 내가 누워 있으면 어떻게 하겠어요. 난 분명 이렇게 살아있는데 말이죠. 꿈에서 깨어나자 몸이 덜덜 떨렸어요. 건강한 사람이 그런 꿈을 꿔도 기분이 나쁠 텐데 나는 암 환자였잖아요.

그래서 밤 열두시가 넘은 시간이었지만 전도사님께 전화해서 기도를 받고 같이 찬송가를 부르고… 지금 생각하면 죄송하기도 하고 바보 같았던 내 모습에 웃음이 나요. 그때는 정말 절실했거든요. 이렇게 괴롭게 살 바에는 안 사는 게 더 나을지도 모르겠다는 생각을 할 정도였어요.

힘들 때 가장 큰 힘이 된 것이 바로 신앙이었습니다. 하나님이 나를 돌봐주고 있다고 믿고 있는 것만으로도 위로가 됐습니다. 몇 번이나 인생의 고비를 넘을 때마다 이겨낸 것처럼 이번에도 함께해주실 거라고 믿으며 마음의 공포를 이겨낼 수 있었습니다.

그 다음부터 건강해지려고 부단히 노력했고, 얼마 전에는 가게도 차렸습니다. 아무것도 하지 못하고 병원에 누워 있을 때 사람들이 일하는 모습이 그렇게 부러울 수가 없었어요. 힘들게 얻은 새로운 인생을 보람차게 보내려고 합니다.

암 자체는 무서운 병이 아니었어요. 그것보다 더 무섭고 경계해야 하는 것은 암을 안 순간부터 나타나는 마음의 병이라고 생각해요. 마음에 생긴 병은 약으로도 고칠 수 없다고 하잖아요. 지난날을 돌이켜보면 어떤 사건을 겪을 때마다 문제를 자각하는 순간, 가장 심한 증상이 사라졌던 것 같아요. 단순하게 말하자면 고백하면, 울렁증이 사라지고 출근하기 싫은 월요병도 출근하면 사라지는 것처럼 자신의 마음을 들여다보고 공포의 실체를 알게 되면 희망이라는 길이 열릴 것입니다.

이제 여러분이 움직일 시간입니다

흔히 어떤 분야의 전문가로 성공하려면 1만 시간 이상의 시간과 노력을 투자해야 한다고 말한다. 기자이자 세계적인 작가 말콤 글래드웰(Malcolm Gladwell)이 정의한 '1만 시간의 법칙'이다.

전 피겨스케이팅 국가대표 김연아는 1년 중 300일을 연습했고, 그 시간은 무려 1,700시간이었다고 한다. 연습하는 동안 넘어진 횟수만 해도 하루에 6번, 이를 1년으로 계산하면 1,800번이다. 이러한 생활을 13년 동안 지속한 끝에 그녀는 벤쿠버 동계올림픽 피겨 스케이팅 부문에서 압도적인 점수로 금메달을 획득했다. 1만 시간을 훨씬 넘는 2만 2,000시간의 노력이 그녀를 성공의 정상에 도달하게 만든 마법의 숫자였다.

건강도 그렇다. 건강의 달인이 되기 위해서는 1만 시간의 노력이 필요하다. 암 경험자들이 365일 하루 평균 6시간씩 암을 이겨내기 위해

5년간 노력했다면, 1만 950시간(365일*6시간*5년)이라는 엄청난 시간을 투자한 것이다. 암 경험자들도 1만 시간의 법칙으로 성공을 거뒀다고 할 수 있다.

우리는 암을 이기고 건강을 되찾은 사람들을 통해서 '진인사대천명(盡人事待天命)'의 교훈을 얻을 수 있다. 할 수 있는 일을 다하고, 결과를 기다려야 한다는 의미다. 아무리 사람이 하는 일에 한계가 있고 하늘이 결정하는 일이 많다고 해도, 자신이 할 수 있는 것들에 최선을 다해야 한다. 쉽게 포기지 말고 자신의 길을 끝까지 가봐야 한다. 끝까지 밀고 나가지 않으면 그 길이 계속 이어지는지 끊기는지 절대로 알지 못한다. 불가능하다고 생각되는 그 어떠한 상황에서도 최악을 대비하되, 최상을 희망해야 한다.

영화 〈마션(Martian)〉의 마지막 장면에서 주인공 마크 와트니 역을 맡은 맷 데이먼은 학생들에게 이렇게 말한다.

"모든 것이 불가능하다고 생각될 때 우선 뭐라도 한 가지를 시작하면 알게 되는 것이 있고, 그 다음 답이 나온다."

암 경험자들의 지혜와 과학적 근거에 입각한 10가지 건강습관을 실천해보자. 오늘 실천하지 못했다고 해서 "나는 역시 안 돼"라고 포기하지 말고, 꾸준히 시도하자. 마음먹고 시작했다는 결심이 무엇보다 중요하다.

건강습관은 6개월 이상 지속해야 진짜 습관이 되고 자연스럽게 몸에 배면서 자동적으로 실천하게 된다. 실패는 항상 있다. 김연아도 하루 6번씩 1년 동안 1,800번을 넘어졌지만 포기하지 않고 지속해서 세계적인 선수가 됐다.

하루에 단 몇 시간이라도 투자한다면 건강은 분명 회복되고 질병이 걸리기 전보다 더 건강해진 자신을 발견하게 될 것이다. 그렇다고 모든 암 경험자가 최선의 결과인 완치가 될 수 있다고 장담할 수는 없다. 다만 건강습관에 집중하다 보면, 재발의 두려움을 이겨내고, 최악의 상황을 피해서 최선의 결과를 희망할 수 있다. 또한 이 과정은 인간다운 삶과 가치를 추구하는 후회 없는 삶이 될 것이라 확신한다.

누구에게나 죽음은 다가온다. 존재의 불안과 두려움은 암 환자에게만 있는 것이 아니다. 그 불안과 두려움에서 벗어나는 방법만 알고 있어도 우리가 생각하는 최악의 상황을 피할 수 있다. 나는 의사의 사명은 '병'을 치료하는 것만이 아니라 병을 가진 '사람'을 치료하는 것에 있다고 확신한다.

부디 이 책이 여러분의 건강 회복은 물론 암으로 인해 받은 마음의 병을 치유하고, 삶에 소중한 의미를 부여할 수 있는 기회가 되기를 진심으로 바란다.

이 책이 나오기까지는 많은 암 경험자들과 그들의 가족들의 도움이 컸으며, 이름을 다 거론할 수 없을 정도로 너무도 많은 연구진이 참여했다. 그들은 내가 국내에서 아무도 하지 않은 연구를 처음 시작할 때

공감과 용기를 주고 격려해줬다.

1992년부터 시작된 암환자 연구에 도움을 주었던 암 경험자들과 가족들, 그리고 함께 연구에 참여했던 연구진들과 연구원에게 무한한 감사를 드린다. 그들이 모두 이 책의 저자들이며 나는 그들의 전달자이며 수단에 불과하다.

그런 뜻에서 이 책의 인세로 얻게 되는 모든 수익은 환자와 우리 사회를 위한 사회적 기업에 사용될 것임을 밝혀둔다.

윤영호

부록

건강습관을 지속하기 위해
알아두면 좋은 것들

마음 상태 점검하기

머릿속에만 맴도는 고민과 문제를 직접 써보면 현재의 마음을 객관적으로
진단해볼 수 있고, 해결할 수 있는 건설적인 생각의 기회를 얻을 수 있다.
내면뿐 아니라 나를 둘러싸고 있는 외부 환경을 살펴보며 행복한 삶을 방
해하는 요소가 무엇인지 평가해보는 시간을 가져보자.

- 요즘 나를 힘들게 하는 스트레스는 무엇인가?

- 스트레스가 심할 때 나의 반응은 어떤가?

- 지난 1주일 중 가장 감사했던 일은 무엇인가?

- 가장 바꾸고 싶은 감정은 무엇인가?

- 1년 후 어떤 삶을 살고 싶은가?

- 앞으로 긍정적인 마음을 갖기 위해 무엇을 실천할 것인가?

강도에 따른 대표적인 운동

운동 강도는 운동 시간만큼이나 중요하다. 내 몸 상태에 맞지 않는 과도한 운동은 도리어 회복을 방해하고 다칠 수 있기 때문에 조심해야 한다. 단계에 따라 오래 지속할 수 있는 운동을 선택해보자.

(힘들지 않은) 저강도 운동	(고단하지 않은) 중강도 운동	(심장이 빠르게 뛰는) 고강도 운동
천천히 걷기 또는 산책	빠르게 걷기	달리기 또는 경보
바닥 쓸기, 먼지 털기 등 가벼운 가사 활동	보통 속도로 자전거 타기	에어로빅
낚시	가벼운 수영	빠른 속도의 수영
요가	사교댄스 또는 라인댄스	줄넘기
가벼운 속도로 자전거 타기	배드민턴	스쿼시 또는 테니스
태극권	수중 에어로빅	유도, 태권도, 합기도 등 무술
볼링	계단 오르기	등산
골프	정원 가꾸기	농구, 축구 등 뛰는 운동
필라테스		

운동하기 전후 주의사항

나이가 많거나 질환이 있는 경우에 무리하게 운동을 시작하지 말고, 오랜 시간을 두고 운동 범위를 늘려야 한다. 부상의 위험이나 위급상황에 대비하기 위해 운동 전후의 주의사항을 숙지하고, 초반에는 가족이나 운동 전문가와 함께하는 것이 좋다.

· 운동에 필요한 준비물과 안전 도구를 챙기고, 편한 복장으로 입는다.

· 등산할 때는 가벼운 등산화를 신고, 스틱을 가지고 간다.

· 항상 물병을 가지고 다니며 수분을 충분히 공급한다.

· 낮에 야외 운동을 할 때에는 자외선 차단제를 바른다.

· 운동 전후에는 커피, 콜라, 홍차 등을 마시지 않는다.

· 운동 전후에는 반드시 맨손체조나 스트레칭을 한다.

· 운동 전·중·후마다 심박동 수를 측정해서 만일 분당 100회 이상이면 운동을 멈춘다.

· 동반 질환이 있는 경우 의사와 운동 프로그램을 상의해서 실시한다.

· 몸이 피곤하면 휴식을 취하고, 이상 증상이 지속되면 의사와 상담한다.

· 새로운 운동을 시작할 때 그 분야에 자격이 있는 전문가에게 배운다.

암 경험자를 위한 운동 안전 수칙

건강한 사람에게 쉽고 간단한 운동도 암 경험자에게는 위험할 수 있다. 운동을 할 때는 안전 수칙에 따라 무리하지 않는 수준에서 수시로 몸 상태를 점검하는 것이 바람직하다.

· 심한 빈혈이 있는 경우 회복될 때까지 운동하지 않는다.

· 면역 기능이 감소된 경우에는 백혈구 수치가 정상으로 돌아올 때까지, 골수이식을 한 환자는 1년 후까지 체육관 같은 공공장소를 피해야 한다.

· 혈소판 수치가 저하된 경우 부딪히거나 부상당하지 않도록 주의해야 하며, 혈당 수치가 10만 이하일 때는 운동하지 않는다.

· 가슴 통증이 있는 경우, 또는 어지럽거나 시야가 흐려질 때는 즉시 운동을 중단하고 의사와 상담한다.

· 방사선 치료 중에는 수영장을 삼간다(염소에 피부 자극을 받을 수 있다).

· 말초신경 장애가 있는 경우 근육이 약화되고 균형 감각이 떨어지므로 걷기 운동보다는 고정식 자전거 운동이 좋다.

· 심한 골다공증, 뼈질환, 관절염, 말초신경병증, 뼈에 전이가 된 경우 균형 감각 저하로 낙상이나 부상의 위험이 높으므로 운동을 주의해야 한다.

· 조절되지 않는 고혈압이 있는 경우 운동 전 반드시 혈압을 측정하고 높은 때는 운동을 중단한다.

· 카테터를 삽입하고 있는 경우 감염되지 않도록 물을 피하고 카테터 위치가 이동 되지 않도록 주의한다.

· 전혀 운동을 해보지 않은 경우 저강도 운동을 시작으로 횟수를 늘리고, 시간을 늘리고, 강도를 늘리는 순서로 서서히 늘린다.

· 신경통, 운동실조가 있는 경우 러닝머신보다 고정식 자전거 운동이 좋다.

식욕 부진에 도움을 주는 습관

암 경험자들은 수술과 항암치료, 방사선 치료에 따른 부작용으로 식욕이 떨어져서 충분한 열량 섭취가 부족하다. 아무것도 먹고 싶지 않더라도 음식이 약이라고 생각하며 규칙적으로 먹는 습관을 가져야 한다.

· 조금씩 자주 먹기. 배가 고프지 않더라도 정해진 시간에 적은 양의 음식을 먹도록 한다.

· 먹고 싶을 때 언제든지 먹을 수 있도록 가까운 곳에 간식 두기

· 입맛이 너무 없을 때는 식사 시간이나 음식에 제한을 두지 않고 먹을 수 있을 때 먹기. 평소에 좋아하던 음식을 먹거나 새로운 메뉴에 도전한다.

· 상태가 가장 좋을 때 많이 먹기. 충분한 휴식을 취한 아침이 가장 좋다.

· 딱딱한 음식을 먹기 힘들 때는 죽이나 미음, 건강 음료로 대신하기.

· 수분 섭취는 포만감을 주므로 식사가 끝난 후 먹는다.

· 음식은 작은 접시에 작은 양으로 보기 좋게 꾸미기. 식욕 부진이 있을 때 너무 많은 양의 음식을 보면 오히려 거부감이 들고 구역질이 날 수 있다.

· 식사하는 시간이나 장소, 분위기 바꾸기. 음악을 들으며 식사를 하거나 식탁보나 식기를 바꿔 보는 것도 좋다.

· 자주 환기시키기. 음식 냄새가 식욕을 떨어뜨리거나 메스꺼움을 유발할 수 있다.

· 식사 전 산책하기. 가벼운 운동은 입맛을 증진시킨다.

암 경험자에게 꼭 필요한 영양소

건강한 식생활의 중심은 영양 밸런스, 즉 영양을 염두에 두고 골고루 먹어야 한다. 아무리 몸에 좋아도 너무 많이 먹으면 오히려 해롭고, 너무 적게 먹어도 몸에 해가 된다. 적당히 빠짐없이 먹는 것이 건강을 지키는 지름길이다.

영양소	영양소가 미치는 영향
단백질	· 단백질은 우리 몸을 구성하는 데 꼭 필요한 영양소이므로 매끼마다 적당량의 단백질이 함유된 음식을 섭취해야 한다. · 장기적으로 단백질이 부족하면 혈액, 근육의 생성을 방해하고 면역력을 약화시켜 환자의 신체적·사회적 기능을 감소시키고 삶의 질에 부정적인 영향을 미친다. · 간질환이나 신장질환 등의 만성질환으로 단백질 섭취를 제한해야 하는 경우도 있지만, 이 경우에도 의사와 상담을 통해 허용된 양의 단백질은 꼭 섭취해야 한다.
칼슘	· 우리나라 사람들에게 부족한 영양소 중 하나로 칼슘은 뼈의 주성분이다. 뼈는 살아있는 조직으로 8년마다 완전히 새로운 뼈로 바뀌게 되므로 매일 적당량의 칼슘을 섭취해야 한다. · 수술과 항암치료, 방사선 치료 자체로 그리고 2차적으로 장기간 입원하거나 활동량이 감소하거나 식사를 제대로 못하면서 뼈에서 칼슘이 빠져 나가거나 섭취가 줄어들었을 가능성이 있다.

칼슘	· 칼슘이 부족하면 골다공증 등의 근골격계 질환을 유발할 수 있으며 이는 환자의 신체적 기능 상태를 감소시킨다. · 최근 연구에서는 칼슘 섭취가 낮은 암 환자들이 우울 성향이 높은 것으로 나타났다. 그러므로 매일 칼슘 공급원인 우유나 두유를 마시는 것이 좋다.
채소와 과일	· 대부분의 채소와 과일에는 항암작용과 항산화작용을 하는 비타민 A(베타카로틴), 비타민 E, 비타민 C, 무기질 등이 풍부하게 들어 있다. 비타민과 무기질이 부족하게 되면 감염에 대한 저항력이 떨어지고 빈혈이나 신경질환을 유발할 수 있다. · 채소와 과일을 풍부하게 섭취하면 암의 예방에 좋은 효과가 있다. · 특정한 과일이나 채소가 암 예방에 탁월한 것은 아니므로 다양한 종류를 골고루 섭취해야 한다. 이차 암 예방에도 도움이 된다.

식이요법에 대한 궁금증

암 환자와 경험자들은 일반인보다 음식에 더 많은 주의가 따를 수밖에 없다. 다음은 암 환자들의 식이요법 궁금증에 대해 미국 암협회가 제시한 답변이다. 식사 계획을 세울 때 참고해보자.

식품	식품이 암에 미치는 영향
항산화제	항산화 영양제를 섭취하기보다는 항산화 성분이 함유된 음식 자체를 섭취하는 것이 더 좋다.
술	술을 자제하는 것이 좋지만, 어쩔 수 없이 마실 경우에는 소주 1~2잔 이하로 소량만 섭취해야 한다.
지방	가급적 과자나 가공 식품 등 트랜스지방의 섭취를 줄이고, 고기, 유제품 같은 포화지방산 보다는 참치, 참기름, 올리브오일, 호두, 땅콩 같은 불포화지방산을 섭취하는 것이 바람직하다.
단백질	반찬으로 먹는 이상으로 과량의 콩류를 섭취하거나, 콩가루, 청국장 가루 등과 같이 농축된 형태로 섭취하는 것은 피하는 것이 좋다.
고기	기름기를 제거한 육류나 닭고기의 살코기, 생선 등은 단백질의 근원으로 적당량의 섭취가 필요하다. 고기 대신 콩으로 단백질 섭취를 대신할 수도 있다.
채소와 과일	매일 충분한 채소와 과일을 섭취하는 것이 좋다. 그러나 다량의 과일 섭취는 체중의 증가를 일으킬 수 있으므로 주의해야 한다.

식이섬유	섬유소가 많은 식품(통곡물, 채소, 과일 등)의 섭취를 권장하지만, 섬유소 보충제 형태로는 권장하고 있지 않다.
물과 주스	질환에 따른 특수성으로 수분 제한이 있는 경우를 제외하고 일반적으로 하루 8컵(1.5리터) 이상의 수분 섭취를 권장한다.
커피와 차	암 예방 효과에 대한 연구들은 있지만, 아직까지 암을 예방하기 위해 특정 차를 마셔야 한다는 뚜렷한 권고는 없다.
설탕과 소금	설탕과 소금이 많이 들어간 식품은 최소화하는 것이 좋다.
엽산	엽산 보충제보다는 엽산을 함유한 브로콜리, 시금치, 부추, 오렌지, 방울토마토 등 채소와 과일, 통곡물을 통해 섭취하는 것이 좋다.
마늘과 양파	마늘은 살균·항암효과가 있고, 양파는 소화를 돕고 콜레스테롤을 낮추기 때문에 식사 때 포함시키는 것이 좋다.
유전자 변형 식품	현재로서는 유전자 변형 식품이 건강에 해롭거나 암을 증가시킬 수 있다는 증거는 없지만 장기적으로 어떤 영향을 미칠지는 알 수 없다.
비타민	많은 연구에서 비타민이 풍부한 식품들이 암을 예방한다고 발표하고 있지만, 비타민 보충제가 암을 예방하는지에 대한 연구는 부족하다.

현재 체중 점검하기

건강 계획을 세울 때는 현재 상태를 객관적으로 평가하는 과정이 필요하다. 이때 필요한 것이 체질량지수(BMI)와 허리둘레-신장비(WHtR)다. 병원에서 할 수 있지만 집에서도 간단히 계산할 수 있다. 아래 공식에 따라 나의 체질량지수(BMI)를 알아보고 현재 체중에 맞춰 계획을 세워보자.

체질량지수란 사람의 비만도를 계산하기 위한 지표다. 체중과 키만 알면 간편히 확인할 수 있다. 단 이때 키의 단위가 우리가 흔히 쓰는 센티미터(cm)가 아니라 미터(m)로 계산해야 된다.

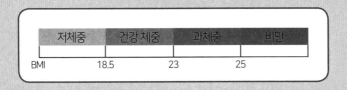

체질량지수가 18.5 이하면 저체중, 18.5~23 사이라면 건강 체중, 23~25 사이면 과체중이다. 그리고 25 이상이면 비만, 30 이상이면 고도비만이라고 할 수 있다.

$$\text{체질량지수 (BMI)} = \frac{\text{체중 (kg)}}{\text{신장 (m)} \quad X \quad \text{신장 (m)}}$$

이 공식에 따라 나온 체질량지수는 현재 체중의 건강한 정도를 나타낸다. 예를 들어 신장 170센티미터에 80킬로그램인 사람의 체질량지수를 계산하면 $80 \div (1.7 \times 1.7) = 27.68$로, 비만에 해당된다.

허리둘레신장비 역시 많이 쓰이고 있는 비만 지표로, 허리둘레를 신장으로 나눈 것이다. 다음 공식으로 쉽게 계산할 수 있다. 허리둘레는 센티미터로 잰 다음 2.54로 나누면 인치가 된다.

$$\text{허리둘레-신장비 (WHtR)} = \frac{\text{허리둘레 (inch)}}{\text{신장 (m)} \quad \times \quad 39.37}$$

예를 들어 신장 158센티미터, 허리둘레가 70센티미터라면 허리둘레-신장비는 $27.559 \div (1.58 \times 39.37) = 0.44$다.

허리둘레-신장비가 0.4 미만이면 마른 체형으로 체중을 늘리는 편이 좋고, 0.4와 0.5사이라면 건강한 체형, 0.5와 0.6사이라면 비만으로 엉덩이와 허벅지 주변에 과도한 지방이 축적되어 있을 수 있고, 0.6이상이라면 사과 모양 체형으로 당장 조치를 취해야 할 고도 비만으로 볼 수 있다.

금연을 지속하는 습관

금연에 성공하기 위해서는 매일매일 의지를 재확인할 필요가 있다. 흡연의 유혹에서 벗어나는 가장 쉬운 방법은 금연 일기를 쓰는 것이다. 평소 쓰는 일기장 한구석에 써도 된다. 일기에는 어떤 금단 현상이 있었는지, 이를 대처한 방법과 반성할 점 등을 기록한다. 이 외에도 금연을 지속할 수 있는 방법을 알아두자.

생활습관	방법
음식 조절하기	· 홍당무, 셀러리, 무, 당근 등 날것으로 씹어 먹을 수 있는 채소를 많이 먹는다. · 사과, 오렌지, 바나나 같은 신선한 과일을 많이 먹는다. · 입이 심심할 때는 과자나 사탕 같은 저열량 식품을 가지고 다니면서 먹는다. 껌을 씹는 것도 도움이 된다. · 물을 많이 마시고, 천천히 오래 마시는 것이 더 좋다. · 술은 가능한 삼가고, 맵거나 짠 자극성 음식, 과식을 피하고, 가볍게 식사를 한다. 커피나 탄산음료 대신 녹차나 주스를 마신다. · 과식하지 않고 기름기 있는 음식은 피한다.
운동하기	· 걷거나 달리기, 맨손체조, 산책 등을 생활화하기. 운동은 스트레스를 줄여준다. · 식사를 하고 나면 화장실을 가면서 몸을 움직인다.

환경 전환하기	· 담배 생각이 날 때마다 양치질이나 샤워, 가벼운 냉수 마찰 등으로 혈액순환을 원활하게 돌게 해서 건강하고 시원한 느낌을 갖는다. · 심호흡을 한다. 숨을 들이쉴 때 가슴이 아닌 배가 팽창하도록 집중하고, 숨을 내쉴 때보다는 입으로 숨을 길게 내뿜는다. 그러면 마음의 이완 효과가 더욱 커진다. · 낙서를 하거나 그림 그리기 등 손을 움직인다. · 좋아하는 음악을 들으면서 긴장을 풀고 휴식을 취한다. · 금연 기간 동안 스케일링을 받거나 치과 치료를 한다면 입이 개운해지면서 더 좋은 기분을 갖게 된다. · 회식을 가게 되면 술, 담배를 하지 않는 사람들과 시간을 보낸다. · 금연함으로써 절약되는 돈으로 영화를 보거나 음악 CD 등 특별한 선물을 자신에게 준다. · 금연 동기를 되새겨주는 글이나 다짐을 방문, 자동차, 책상, 컴퓨터나 휴대폰 바탕화면 등 자주 보이는 곳에 둔다. · 운전 중 담배를 피우는 습관이 있던 경우에는 창문을 열어 환기를 시키고 심호흡을 하는 것이 좋다.

연령별 필수 건강검진 리스트

남성	여성
30세 이상 ~ 40세미만 · 성인병 검진: 당뇨, 이상지질혈증, 간기능 등 검사 · 간염: A형, B형 간염항체 검사 및 예방접종	· 자궁경부암: 최소 3년마다 자궁경부질세포검사, 인유두종바이러스(HPV) 검사 병행 · 유방암: 매달 유방 자가검진 · 성인병 검진: 당뇨, 이상지질혈증, 간기능 등 검사 · 간염: A형, B형 간염항체 검사 및 예방접종
40세 이상 ~ 50세 미만 · 위암: 최소 2년에 한번 위내시경 검사 · 폐암: 흡연 등 고위험군 매년 저선량 흉부단층촬영(LDCT) · 대장암: 가족력 등 고위험군 5년마다 대장내시경 · 간암: 만성간염 등 고위험군 6개월마다 복부초음파 및 혈청알파태아단백검사 · 성인병 검진: 당뇨, 이상지질혈증, 간기능 등 검사	· 자궁경부암: 최소 3년마다 자궁경부질세포검사 · 유방암: 최소 2년마다 유방촬영술(유방초음파 추가 고려), 고위험군은 매년 검사 · 위암: 최소 2년에 한번 위내시경 · 폐암: 흡연 등 고위험군 매년 저선량 흉부단층촬영 · 대장암: 가족력 등 고위험군 5년마다 대장내시경 · 간암: 만성간염 등 고위험군 6개월마다 복부초음파 및 혈청알파태아단백검사

40세 이상 ~ 50세 미만		· 성인병 검진: 당뇨, 이상지질혈증, 간기능 등 검사
50세 이상	· 위암: 최소 2년에 한번 위내시경, 고위험군은 매년 검사 · 폐암: 흡연 등 고위험군 매년 저선량흉부단층촬영 · 대장암: 5년마다 대장내시경(45세부터 80세까지), 고위험군은 2~3년마다 검사 · 간암: 만성간염 등 고위험군 6개월마다 복부초음파 및 혈청 알파태아단백검사 · 전립선암: 매년 PSA 검사(선택사항) · 성인병 검진: 당뇨, 이상지질혈증, 간기능 등 검사	· 자궁경부암: 최소 2년마다 자궁경부 질세포검사(75세 이후는 10년 간 3번 연속 정상이면 제외) · 유방암: 최소 2년마다 유방촬영술(유방초음파 추가 고려), 고위험군은 매년 검사 · 위암: 최소 2년에 한번 위내시경, 고위험군은 매년 검사 · 폐암: 흡연 등 고위험군 매년 저선량 폐단층촬영 · 대장암: 5년마다 대장내시경(45세부터 80세까지), 고위험군은 2~3년마다 검사 · 간암: 만성간염 등 고위험군 6개월마다 복부초음파 및 혈청알파태아단백검사 · 성인병 검진: 당뇨, 이상지질혈증, 간기능 등 검사 · 골다공증: 폐경 여성 매년 골밀도 검사(DEXA)

참고문헌

건강습관 1 긍정적인 마음

- Beresford TP, Alfers J, Mangum L, et al. Cancer survival probability as a function of ego defense (adaptive) mechanisms versus depressive symptoms. Psychosomatics. 2006;47(3):247-253.

- Brix S, Bidstrup PE, Christensen J, Rottmann N, Olsen A, Tjønneland A, Johansen C, Dalton SO. Post-traumatic growth among elderly women with breast cancer compared to breast cancer-free women. Acta Onco. 2013;52(2):345-354.

- Cordova M J, C unningham L L, Carlson CR, Andrykowski MA. Posttraumatic growth following breast cancer: A controlled comparison study. Health Psychol. 2001;20:176-185.

- Katz, D., & Kahn, R. The social psychology of organizations. 1978.

- NCI. 2014. http://www.cancer.gov/cancertopics/pdq/supportivecare/depression/HealthProfessional.

- Spencer SM, Carver CS, Price AA: Psychological and social factors in adaptation. In: Holland JC, Breitbart W, Jacobsen PB, et al., eds.: Psycho-oncology. New York, NY: Oxford University Press. 1998:211-222.

건강습관 2 적극적인 자세

- Lee, M., Lee, K., Bae, J., Kim, S., Kim, Y., Ryu, K., et al. Employment status and work-related difficulties in stomach cancer survivors compared with the general population. British Journal of Cancer. 2008;98(4):708-715.

- Rosenbaum, E., Spiegel, D., & Fobair, P. Everyone's Guide to Cancer Survivorship: A Road Map for Better Health: Andrews McMeel Pub. 2007.

- http://www.cancerandcareers.org/women/working/work_and_your_cancer_diagnosis

- http://www.eeoc.gov/facts/cancer.html

- Park, S. M., Lim, M. K., Jung, K. W., Shin, S. A., Yoo, K. Y., Yun, Y. H., et al. Prediagnosis smoking, obesity, insulin resistance, and second primary cancer risk in male cancer survivors: National Health Insurance Corporation Study. Journal of Clinical Oncology. 2007;25(30):4835-4843.

- Rosenbaum, E. H. Everyone's guide to cancer survivorship: a road map for better health. Kansas City: Andrews McMeel Pub. 2007.

건강습관 3 규칙적인 운동

- 권윤정. 노인 운동행위 단계별 중재프로그램의 개발 및 평가:범이론적 모형의 적용. 연세대학교. 2002.

- American Cancer Society, Nutrition and Physical Activity Guidelines for Cancer Survivors. 2012.

- Initiative, N. O. E. The practical guide: identification, evaluation, and treatment of overweight and obesity in adults: National Heart, Lung, and Blood Institute. 2002.

- Irwin, M. L., Smith, A. W., McTiernan, A., Ballard-Barbash, R., Cronin, K., Gilliland, F. D., et al. Influence of pre-and postdiagnosis physical activity on mortality in breast cancer survivors: the health, eating, activity, and lifestyle study. Journal of Clinical Oncology. 2008;26(24):3958.

- Rosenbaum, E., Spiegel, D., & Fobair, P. Everyone's Guide to Cancer Survivorship: A Road Map for Better Health: Andrews McMeel Pub. 2007.

건강습관 4) 올바른 식습관

- American Cancer Society, Nutrition and Physical Activity Guidelines for Cancer Survivors. 2012.

- Demark-Wahnefried, W., Snyder, D. C., & Morey, M. C. Functional Outcomes of Older Overweight Cancer Survivors After Diet and ExerciseQhlreply. JAMA. 2009;302(8):845.

- Ganz, P. A., & Horning, S. J. Cancer survivorship: today and tomorrow: Springer Verlag. 2007.

- Ross, P., Ashley, S., Norton, A., Priest, K., Waters, J., Eisen, T., et al. Do patients with weight loss have a worse outcome when undergoing chemotherapy for lung cancers? British Journal of Cancer. 2004;90(10):1905-1911.

- Snyder, D. C., Morey, M. C., Sloane, R., Stull, V., Cohen, H. J., Peterson, B., et al. Reach out to ENhancE Wellness in Older Cancer Survivors (RENEW): design, methods and recruitment challenges of a home based exercise and diet intervention to improve physical function among long term survivors of breast, prostate, and colorectal cancer. Psycho Oncology. 2009;18(4):429-439.

건강습관 5 금연과 절주

- Beck, J. C. Geriatrics review syllabus: a core curriculum in geriatric medicine. Blackwell Publishing. 2002.
- Fisher, E. B., & Goldfarb, T. L. American Lung Association 7 steps to a smokefree life: John Wiley. 1998.
- NCI. Cancer Trends Progress Report. 2009/2010. NIAAA. Helping patients who drink too much : a clinician's guide, from http://www.niaaa.nih.gov/Pages/default.aspx. 2005.
- Rosenbaum, E., Spiegel, D., & Fobair, P. Everyone's Guide to Cancer Survivorship: A Road Map for Better Health, Andrews McMeel Pub. 2007.

건강습관 6 정기적인 건강검진

- Shin, D. W., Ahn, E., Kim, H., Park, S., Kim, Y. A., & Yun, Y. H. Non-cancer mortality among long-term survivors of adult cancer in Korea: national cancer registry study. Cancer Causes and Control. 2010;21(6):919-

929.

- Wood ME1, Vogel V, Ng A, Foxhall L, Goodwin P, Travis LB. Second malignant neoplasms: assessment and strategies for risk reduction. Journal of Clinical Oncology. 2012;30(30):3734-3745.

건강습관 7 나에게 맞는 생활

- Burton, A. W., Fanciullo, G. J., Beasley, R. D., & Fisch, M. J. Chronic pain in the cancer survivor: a new frontier. Pain Medicine. 2007;8(2):189-198.

- Closs, J., Briggs, M., & Everitt, V. Night-time pain, sleep and anxiety in postoperative orthopaedic patients. Journal of Orthopaedic Nursing. 1997;1(2):59-66.

- Farr, L., Campbell-Grossman, C., & Mack, J. Circadian disruption and surgical recovery. Nursing Research. 1988;37(3):170.

- · Southwell, M., & Wistow, G. Sleep in hospitals at night: are patients' needs being met? Journal of Advanced Nursing. 1995;21(6):1101-1109.

건강습관 8 함께하는 삶

- 이영선, 윤영호 등. Depression in family caregivers of cancer patients: the feeling of burden as a predictor of depression. Journal of Clinical Oncology. 2008;26(36):5890.

- Laumann, E. O., Gagnon, J. H., Michael, R. T., & Michaels, S. The social organization of sexuality: Sexual practices in the United States: University of Chicago Press. 2000.

- NCI. Support for people with cancer: Taking Time. U.S. Department of Health and Human Services-National Institute of Health. 2009c:14-17.

- NCI. Support for Caregivers: When someone you love has completed cancer treatment. U.S. Department of Health and Human Services-National Institute of Health. 2010a.

건강습관 9 마음 베풀기

- Sanders, J. B., & Seda, J. S. Altruism--a coping mechanism for patients on clinical trials: a nursing perspective. Clin J Oncol Nurs. 2013;17(5):465-467.

- · Stidham, A. W. ☒, Draucker, C. B. Altruism in survivors of sexual violence: the typology of helping others. J Am Psychiatr Nurses Assoc. 2012;18(3):146-155.

건강습관 10 신앙과 종교생활

- Carpenter, J. S., Brockopp, D. Y., & Andrykowski, M. A. Self-transformation as a factor in the self-esteem and well-being of breast cancer survivors. Journal of Advance Nursing. 1999;29(6):1402-1411.

- Greenstein, M., & Breitbart, W. Cancer and the experience of meaning: a group psychotherapy program for people with cancer. American Journal of Psychotherapy. 2000;54(4):486.

- McClain C. S., Rosenfeld, B., & Breitbart, W. Effect of spiritual well-being on endof-life despair in terminally-ill cancer patients. Lancet. 2003;361(9369):1603-1607.
- Pearman, T. Quality of life and psychosocial adjustment in gynecologic cancer survivors. Health and Quality of Life Outcomes. 2003;1(1):33.
- Targ, E. F., & Levine, E. G. The efficacy of a mind-body-spirit group for women with breast cancer; a randomized controlled trial. General Hospital Psychiatry. 2002;24(4):238-248.

암을 이겨낸 220명의 건강 비법

습관이 건강을 만든다

초판 1쇄 발행 2017년 12월 26일
초판 3쇄 발행 2018년 1월 26일

지은이 윤영호
펴낸이 정용수

사업총괄 장충상 본부장 홍서진 편집장(2실) 조민호
책임편집 조문채 편집 유승현 진다영
디자인 김지혜
영업·마케팅 윤석오 이기환 정경민 우지영
제작 김동명
관리 윤지연

펴낸곳 ㈜예문아카이브
출판등록 2016년 8월 8일 제2016-000240호
주소 서울시 마포구 동교로18길 10 2층(서교동 465-4)
문의전화 02-2038-3372 주문전화 031-955-0550 팩스 031-955-0660
이메일 archive.rights@gmail.com 홈페이지 yeamoonsa.com
블로그 blog.naver.com/yeamoonsa3 페이스북 facebook.com/yeamoonsa

한국어판 출판권 ⓒ ㈜예문아카이브, 2017
ISBN 979-11-87749-54-7 03510